Inteligencia Artificial

vs

Cuidador :

El futuro

de la

asistencia sanitaria

MANU SEKODI

Índice

Introducción   7

Los fundamentos de la inteligencia   13
artificial en la sanidad

El papel actual del cuidador   27

La inteligencia artificial como asistente   35
del cuidador

Retos éticos y jurídicos   42

Hacia una coexistencia armoniosa   49

En ruta hacia el futuro   57

Hacia una medicina predictiva: cómo la   65
IA se anticipa a las necesidades
sanitarias individuales

La revolución de los robots enfermeros: 85
cómo los robots inteligentes están
transformando los cuidados

Ética de la autonomía: los dilemas de la   105
IA en la toma de decisiones clínicas

Rastreando epidemias: cómo la IA está   127
ayudando a prevenir las crisis sanitarias
mundiales

Algoritmos para salvar vidas: cómo la IA está revolucionando las urgencias médicas 149

La IA en la investigación médica: descubrimientos revolucionarios y nuevos horizontes 165

Del análisis de síntomas a la prescripción: cómo la IA está reinventando la primera línea asistencial 177

IA en cuidados paliativos: confort tecnológico y apoyo humano 203

El futuro de la asistencia sanitaria: una visión integrada de la IA y la humanidad 219

Conclusión 235

Introducción

Antecedentes de la creciente integración de la inteligencia artificial en el sector sanitario.

A lo largo de las últimas décadas, los avances tecnológicos han transformado significativamente nuestra forma de abordar la atención sanitaria. Entre estos avances, la inteligencia artificial (IA) se perfila como una de las tecnologías más revolucionarias y prometedoras en el ámbito médico. La creciente integración de la IA en la atención sanitaria es el resultado de una combinación de factores que han configurado el contexto de esta transformación:

1. **Explosión de datos médicos:** Con la creciente digitalización de los historiales médicos y el uso generalizado de dispositivos médicos conectados, se ha generado y almacenado una cantidad ingente de datos médicos. El análisis manual y la interpretación de estos datos a menudo superan las capacidades de los profesionales sanitarios, que es donde la IA puede entrar en juego para ayudar a extraer información útil y tomar decisiones más informadas.

2. **Mayor potencia informática:** Los avances en computación y algoritmos han permitido a los sistemas de IA procesar rápidamente enormes volúmenes de datos. Esto permite ahora aplicar modelos de aprendizaje automático y aprendizaje profundo para resolver problemas complejos en medicina.

3. **Mejora del rendimiento de los algoritmos:** Los investigadores han logrado avances significativos en el desarrollo de algoritmos de aprendizaje automático y

aprendizaje profundo, lo que permite a la IA ser más precisa y eficiente en sus predicciones y diagnósticos.

4. Las necesidades de una población que envejece : En muchas partes del mundo, la población está envejeciendo, lo que provoca un aumento de la demanda de asistencia sanitaria. La IA se considera una solución potencial para ayudar a cubrir las carencias de mano de obra y mejorar la eficacia de los sistemas sanitarios.

5. Investigación médica y descubrimiento de fármacos: La IA se ha convertido en una valiosa herramienta para la investigación médica, permitiendo el análisis rápido de vastas bases de datos genómicos y facilitando la identificación de nuevas dianas terapéuticas. La IA también está acelerando el proceso de descubrimiento de fármacos al simular y predecir los efectos de nuevas moléculas.

6. Mejora del diagnóstico y el tratamiento: La IA muestra un gran potencial para mejorar la precisión de los diagnósticos médicos mediante el análisis de imágenes médicas, señales biométricas y síntomas del paciente. También puede sugerir tratamientos personalizados basados en las características específicas de cada individuo.

7. Tendencias reguladoras e inversión: Los organismos reguladores y las partes interesadas del sector sanitario reconocen cada vez más el potencial de la IA. Han empezado a desarrollar marcos reguladores para su uso y han invertido en iniciativas de investigación y desarrollo para impulsar su adopción.

Sin embargo, a pesar de lo prometedor de la IA en la asistencia sanitaria, su integración también plantea cuestiones éticas, inquietudes sobre la privacidad de los datos y preocupaciones sobre la posible sustitución del personal sanitario por máquinas. Es en este contexto complejo y dinámico en el que debemos considerar la coexistencia futura de la IA y los cuidadores humanos, y cómo sacar el máximo partido de esta tecnología sin comprometer la calidad de la asistencia y la relación cuidador-paciente.

La pregunta central del libro: ¿Podrá algún día la inteligencia artificial sustituir al cuidador?

En el centro de este estudio se encuentra una cuestión fundamental que suscita tanto entusiasmo como aprensión en el sector sanitario: ¿es concebible que la inteligencia artificial pueda algún día sustituir por completo el papel del cuidador humano?

La rápida evolución de la IA en la atención sanitaria ha dado lugar a tecnologías avanzadas capaces de diagnosticar enfermedades, analizar datos médicos, controlar la salud de los pacientes en tiempo real e incluso realizar intervenciones quirúrgicas con extrema precisión. Estos avances han dado lugar a acalorados debates sobre si la IA podría algún día asumir todas o muchas de las funciones que actualmente desempeñan los cuidadores humanos.

Por un lado, los defensores de esta visión creen firmemente que la IA tiene el potencial de superar las capacidades humanas en ciertas áreas, proporcionando una asistencia sanitaria más eficiente, precisa y accesible a más personas. Señalan las ventajas de la IA, como su capacidad para analizar rápidamente grandes conjuntos de datos, detectar patrones sutiles en los diagnósticos y ofrecer recomendaciones de tratamiento basadas en pruebas.

Sin embargo, esta perspectiva también plantea preocupaciones legítimas sobre el impacto en los cuidadores humanos. Quienes se oponen a esta visión señalan el papel crucial que desempeñan la empatía, la compasión y el contacto humano en la asistencia sanitaria. Señalan que la presencia de un cuidador atento puede tener un efecto terapéutico en los pacientes, proporcionándoles consuelo y apoyo emocional. Temen que la deshumanización de la asistencia sanitaria en favor de la IA pueda crear un distanciamiento entre pacientes y cuidadores, lo que repercutiría negativamente en la calidad general de la asistencia.

También existen preocupaciones éticas sobre la responsabilidad en caso de errores médicos cometidos por sistemas de IA, y sobre la confidencialidad de los datos sanitarios cuando son procesados por algoritmos inteligentes.

Además, sigue planteándose una cuestión fundamental: incluso si la IA puede efectivamente realizar ciertas tareas específicas con más precisión que los humanos, ¿debería esto significar el abandono total de la intervención humana en la asistencia sanitaria? Los cuidadores tienen un profundo conocimiento de la complejidad de las emociones humanas y las interacciones sociales, que es difícil que una máquina pueda reproducir.

Este libro abordará estas cuestiones cruciales con una mirada crítica y llena de matices. Explorará los diversos aspectos de la integración de la IA en la asistencia sanitaria, destacando los beneficios y los retos, al tiempo que tratará de encontrar un equilibrio entre el uso de la IA como herramienta de mejora y el mantenimiento de la importancia del factor humano en la asistencia sanitaria. Mediante el examen de los datos disponibles, las tendencias tecnológicas y las reflexiones éticas, tratará de ofrecer perspectivas informadas sobre el papel potencial de la IA como colaboradora del cuidador humano, preservando al mismo tiempo los valores fundamentales del arte de cuidar.

Los fundamentos de la inteligencia artificial en la sanidad

Definición de inteligencia artificial y sus aplicaciones en el sector sanitario.

La inteligencia artificial (IA) es una rama de la informática cuyo objetivo es crear máquinas y sistemas capaces de realizar tareas que normalmente requerirían inteligencia humana. En lugar de estar programados con instrucciones específicas para cada tarea, los sistemas de IA utilizan sofisticados algoritmos para aprender de los datos, identificar patrones y tomar decisiones autónomas. El aprendizaje automático y el aprendizaje profundo son subcampos de la IA que han experimentado avances significativos en los últimos años, contribuyendo a su eficacia en diversos campos, incluida la atención sanitaria.

Aplicaciones de la IA en el sector sanitario :

- **Diagnóstico médico:** La IA puede analizar imágenes médicas como radiografías, resonancias magnéticas y escáneres para detectar anomalías con mayor precisión. Puede ayudar a diagnosticar enfermedades como el cáncer, las cardiopatías, las afecciones neurológicas y muchas otras, ayudando a los médicos a interpretar los resultados con mayor precisión.

- **Previsión y seguimiento de pacientes:** Al analizar los datos de los pacientes en tiempo real, la IA puede identificar señales de alerta temprana y predecir posibles complicaciones. Esto permite a los profesionales sanitarios tomar medidas preventivas y ofrecer una atención más personalizada.

- **Sistemas de gestión de historiales médicos:** la IA facilita la gestión y organización de los historiales médicos electrónicos. Puede extraer y estructurar información importante de los historiales, permitiendo un acceso rápido y sencillo a los datos médicos de los pacientes.

- **Asistencia quirúrgica:** la IA puede utilizarse para ayudar a los cirujanos durante las operaciones proporcionándoles información en tiempo real, analizando los datos de los pacientes y ofreciéndoles asesoramiento sobre la mejor práctica quirúrgica.

- **Descubrimiento de fármacos:** La IA acelera el proceso de investigación y desarrollo de fármacos mediante la identificación de posibles dianas terapéuticas, la simulación de interacciones moleculares y la predicción de la eficacia de nuevas sustancias químicas.

- **Tratamiento personalizado:** Analizando las características individuales de cada paciente, la IA puede recomendar tratamientos específicos adaptados a cada caso, teniendo en cuenta factores como el historial médico, los genes y las preferencias del paciente.

- **Salud y bienestar digitales:** Las aplicaciones de salud impulsadas por IA, como los rastreadores de fitness, los entrenadores virtuales de salud y los chatbots de apoyo emocional, permiten a las personas hacerse cargo de su propia salud y bienestar.

Aunque las aplicaciones de la IA en la asistencia sanitaria son prometedoras, no sustituyen por completo a los cuidadores humanos. La IA se utiliza a menudo como herramienta para ayudar a los profesionales sanitarios a tomar decisiones informadas y prestar una atención más eficaz, pero la presencia humana sigue siendo esencial para proporcionar apoyo emocional, empatía y un profundo conocimiento de las necesidades individuales de los pacientes. La clave del éxito de la integración de la IA en la atención sanitaria reside en la colaboración sin fisuras entre la tecnología y los cuidadores humanos, aprovechando las ventajas de cada aspecto para ofrecer una atención óptima al paciente.

Beneficios y retos de la IA en la sanidad.

Beneficios de la IA en la sanidad:
- **Diagnósticos más precisos:** la IA puede analizar grandes cantidades de datos médicos e identificar patrones sutiles que a menudo superan las capacidades humanas. Esto conduce a diagnósticos más precisos y a la detección precoz de enfermedades, lo que mejora las posibilidades de éxito del tratamiento.

- **Toma de decisiones informada:** Al proporcionar análisis e información basados en pruebas, la IA ayuda a los profesionales sanitarios a tomar decisiones informadas sobre tratamientos y planes de atención para pacientes individuales.

- **Monitorización continua del paciente:** La IA puede monitorizar los parámetros vitales y los datos médicos de los pacientes en tiempo real, lo que permite detectar rápidamente cualquier cambio significativo o deterioro de la salud, facilitando una intervención precoz.

- **Optimización del flujo de trabajo:** la IA puede automatizar ciertas tareas administrativas y repetitivas, liberando tiempo para los profesionales sanitarios, que pueden centrarse más en la interacción con los pacientes y en tareas más complejas.

- **Mejora de la investigación médica:** la IA acelera el descubrimiento de nuevas terapias y fármacos analizando rápidamente vastas bases de datos e identificando nuevas dianas potenciales para el tratamiento.

Retos de la IA en la atención sanitaria:
- **Fiabilidad de los** algoritmos: **La** fiabilidad de los algoritmos de IA es crucial en medicina. Un diagnóstico erróneo o unas recomendaciones inexactas podrían tener graves consecuencias para la salud del paciente. Es esencial garantizar que los sistemas de IA estén bien entrenados con datos diversos y representativos para minimizar los sesgos.

- **Confidencialidad y seguridad de los datos:** El uso de la IA en la atención sanitaria implica el manejo de datos sensibles de los pacientes. Proteger la confidencialidad y la seguridad de los datos médicos es un reto importante si se quiere evitar el acceso no autorizado o la piratería informática.

- **Interpretar los resultados:** Los resultados producidos por los sistemas de IA pueden ser complejos y difíciles de interpretar para los profesionales sanitarios, sobre todo si carecen de conocimientos informáticos. Es crucial desarrollar herramientas fáciles de usar e interfaces adecuadas para facilitar la interacción entre los cuidadores y la IA.

- **Relación paciente-cuidador:** Aunque la IA puede aportar mejoras significativas a la asistencia sanitaria, no puede sustituir a la empatía, la compasión y la relación humana entre paciente y cuidador. Preservar esta dimensión humana sigue siendo esencial para una atención holística y de alta calidad.

- **Coste y accesibilidad: La implantación de** sistemas sofisticados de IA puede resultar cara, lo que puede dificultar el acceso a los mismos por parte de algunas instituciones sanitarias, sobre todo en las regiones menos desarrolladas. La equidad y la accesibilidad de las tecnologías de IA deben ser preocupaciones clave para garantizar que todos los pacientes se beneficien equitativamente.

En resumen, los beneficios de la IA en la atención sanitaria son numerosos y prometedores, ya que ofrecen oportunidades para mejorar la eficacia, la precisión y la personalización de los tratamientos. Sin embargo, los retos técnicos, éticos y prácticos deben abordarse con responsabilidad para garantizar el éxito de la integración de la IA en la asistencia sanitaria, maximizando sus beneficios y preservando al mismo tiempo la esencia misma de la relación entre el cuidador y el paciente.

Ejemplos concretos del uso de la IA en medicina y enfermería.

- **Diagnóstico médico asistido por IA:** La IA se utiliza cada vez más para ayudar a los médicos a diagnosticar enfermedades. Por ejemplo, en el diagnóstico médico por imagen, los algoritmos de aprendizaje profundo pueden analizar radiografías, escáneres y resonancias magnéticas para detectar anomalías, como tumores, fracturas o anomalías cardíacas. La IA también puede utilizarse para ayudar a diagnosticar enfermedades complejas, como el cáncer de mama, identificando rasgos sutiles que podrían pasar desapercibidos a simple vista.

- **Sistemas de apoyo a las decisiones clínicas: la IA** puede integrarse en los historiales médicos electrónicos para proporcionar recomendaciones clínicas basadas en pruebas. Por ejemplo, basándose en las características del paciente y en su historial médico, la IA puede sugerir tratamientos apropiados, dosis de fármacos adecuadas o medidas preventivas específicas para enfermedades crónicas.

- **Monitorización continua de pacientes: Los** sistemas de IA pueden monitorizar en tiempo real las constantes vitales de los pacientes hospitalizados o en cuidados intensivos. Pueden detectar cambios sutiles en los parámetros vitales, como la tensión arterial, la frecuencia cardiaca y la saturación de oxígeno, y alertar al personal médico de anomalías potencialmente peligrosas.

- **Asistencia quirúrgica:** La IA puede utilizarse para proporcionar asistencia en tiempo real durante la cirugía. Puede analizar imágenes en directo de la zona quirúrgica para ayudar al cirujano a localizar estructuras anatómicas, evitar tejidos sensibles y mejorar la precisión de los gestos quirúrgicos.

- **Predicción de enfermedades y complicaciones:** Mediante el análisis de los datos sanitarios de los pacientes, la IA puede predecir el riesgo de desarrollar determinadas enfermedades, como la diabetes o las enfermedades cardiovasculares. También puede anticipar posibles complicaciones, lo que permite a los médicos tomar medidas preventivas para reducir los riesgos.

- **Chatbots sanitarios y seguimiento de pacientes:** **Los chatbots** sanitarios impulsados por IA pueden proporcionar consejos sanitarios personalizados a los pacientes, responder a preguntas médicas comunes y monitorizar el estado de salud de los pacientes en casa. Estas herramientas pueden ser útiles para el seguimiento de pacientes con enfermedades crónicas y para proporcionarles apoyo emocional y recordatorios médicos.

- **Investigación médica y descubrimiento de fármacos:** La IA se está utilizando para acelerar la investigación médica mediante el análisis de bases de datos genómicas, la identificación de posibles dianas terapéuticas y la predicción de la eficacia de nuevas moléculas para el desarrollo de fármacos.

Estos ejemplos muestran hasta qué punto puede utilizarse la IA en la asistencia sanitaria, demostrando su potencial para mejorar la atención sanitaria, acelerar el diagnóstico y el tratamiento y optimizar los procesos clínicos. Sin embargo, es importante señalar que la IA no pretende sustituir a los profesionales sanitarios, sino ayudarles y mejorar su toma de decisiones, preservando al mismo tiempo la importancia de la interacción humana y la empatía en la atención al paciente.

Más que una moda pasajera, la inteligencia artificial se utiliza ahora ampliamente en muchos sectores y profesiones. La explosión del volumen de datos digitales a disposición de las empresas, la potencia informática disponible y la madurez de las tecnologías utilizadas para procesarlos son factores que contribuyen al enorme crecimiento de la inteligencia artificial. En este contexto, las operaciones tediosas y repetitivas realizadas manualmente se automatizan ahora en gran medida para ayudar mejor a los usuarios en la realización de sus diversas tareas. A Al igual que otras profesiones, como las relaciones con los clientes, el sector sanitario es hoy uno de los grandes beneficiarios de las numerosas aportaciones de la inteligencia artificial.

Una respuesta práctica a las necesidades estratégicas

A muchos niveles (investigación, análisis, etc.), la inteligencia artificial es ahora un verdadero aliado de los profesionales sanitarios. Utilizada de forma experimental hasta hace poco, en la actualidad está ampliamente implantada en diversos casos de uso. Entre las aplicaciones más concretas, las vinculadas a la detección de enfermedades e infecciones son especialmente relevantes y empiezan a convertirse en auténticos "must haves", sobre todo para los laboratorios que deben gestionar grandes volúmenes de datos y muestras. Se trata de poner en marcha auténticas herramientas de ayuda al diagnóstico.

Por ejemplo, al combinar el diagnóstico por imagen con la inteligencia artificial, los médicos y el personal encargado de analizar las muestras podrán mejorar su diagnóstico con la ayuda de la inteligencia artificial. En el cribado del cáncer, por ejemplo, esto significa diagnósticos más fiables y una clara reducción de las interpretaciones erróneas, que pueden tener consecuencias dramáticas. La inteligencia artificial representa, por tanto, una formidable ayuda diagnóstica para los profesionales sanitarios, ultraprecisa, fiable y reproducible.

La IA está en el corazón de la medicina del futuro. Ayuda al diagnóstico, cirugía asistida por ordenador, robots médicos, medicina predictiva, anticipación de epidemias, triaje de pacientes, desarrollo de nuevos tratamientos.

He aquí 5 ejemplos de cómo se utiliza la tecnología en el sector médico.

1. IA PARA ORIENTAR A LOS PACIENTES CON MAYOR EFICACIA

Imagine hacer una lista de sus síntomas en una enciclopedia de todas las enfermedades existentes. Esa es la idea que está experimentando actualmente el CHUM de Montreal para el triaje de urgencias. Los pacientes llegan a urgencias, introducen sus datos en un ordenador y éste los clasifica según su grado de urgencia. La IA también determina si el problema es respiratorio, pulmonar, cardiaco o de otro tipo. "Actualmente estamos comparando este triaje por máquina con el triaje humano. La máquina ahorra tiempo, pero queremos asegurarnos de que este triaje se hace con prudencia y de que es de alta calidad, porque puede funcionar bien para un tipo de paciente pero no para otro", explica el Dr. Fabrice Brunet, Presidente y Director General del CHUM. "Nunca damos por sentado que, porque algo sea nuevo e innovador, vaya a ser beneficioso. Hay que seguir siendo críticos. La IA, como cualquier innovación, debe evaluarse y medirse para garantizar que es beneficiosa", advierte Fabrice Brunet.

2. IA PARA UNA MEJOR CONSULTA A DISTANCIA

Al igual que ocurre con el triaje en los servicios de urgencias hospitalarios, la IA puede ser una herramienta valiosa para orientar a los pacientes a distancia. La plataforma de telemedicina Dialogue, con sede en Quebec, aplica la IA para simplificar la vía asistencial. "Se trata esencialmente de recoger una imagen completa y precisa del paciente", explica Alexis Smirnov, Director de Tecnología de Dialogue. Por ejemplo, un paciente con un problema cutáneo podría decirle al chatbot ChloChloéchatbot con sus datos, describir sus síntomas y se le puede pedir que envíe una foto de su problema. A continuación, los datos y la foto son validados por un profesional sanitario. Si el siguiente paso consiste en concertar una cita con un dermatólogo, el proceso puede automatizarse de nuevo. De este modo, el médico simplemente pide al sistema que lleve al paciente a la siguiente etapa de su viaje. El equipo de Dialogue deja claro que esta herramienta nunca sustituirá al ser humano: "En Dialogue, creemos que la tecnología de IA no está lo suficientemente avanzada como para emitir juicios humanos con base médica, sobre todo si se tienen en cuenta los factores humanos que intervienen en este tipo de decisiones. Dicho esto, sin embargo, hay una gran diferencia entre tomar decisiones médicas y optimizar los componentes no médicos del itinerario asistencial de un paciente."

3. IA PARA ACELERAR EL DESARROLLO DE MEDICAMENTOS

Hacen falta unos diez años y millones de dólares antes de que un medicamento salga al mercado. Y en el caso de epidemias como el Covid, la necesidad de una solución farmacéutica es urgente. Una forma de reducir el tiempo de desarrollo de una vacuna es optimizar la investigación preclínica. Este es el objetivo deInVivo Aluna start-up creada por tres doctorandos quebequeses movidos por el deseo de acelerar el proceso de desarrollo de fármacos, para que los pacientes puedan disponer más rápidamente de los medicamentos. Han aunado sus conocimientos complementarios en biología molecular, neurociencia computacional y aprendizaje automático para crear una tecnología que agilice la investigación y el desarrollo farmacéuticos.

"En la actualidad, el proceso de desarrollo de fármacos sigue siendo bastante intuitivo", explica Therence Bois, cofundadora de InVivo AI. "Para una diana terapéutica específica, un investigador prueba una serie de moléculas, a menudo de forma bastante aleatoria, y repite los experimentos hasta que encuentra una que sea activa para la diana de interés, todo ello de forma muy iterativa. Las tecnologías de IA de InVivo analizan los édatos énérgenerados por estos investigadores y écrean èmodelos que pueden utilizarse para simular estos experimentos computacionalmente y llevar a cabo este proceso con mayor rapidez".

4. IA PARA MEJORAR EL DIAGNÓSTICO

Con la proliferación de herramientas médicas, los médicos tienen que tener en cuenta cada vez más datos. El campo médico en el que la IA está más presente hoy en día es la interpretación de imágenes médicas y la radiología. Ciertos cánceres, como el de pulmón o el de mama, son muy difíciles de identificar en las imágenes producidas por los escáneres. Los programas son capaces de identificar anomalías indetectables a simple vista, lo que permite detectar tumores precoces con mayor fiabilidad y dirigir los tratamientos de forma más eficaz.

La start-up de Montreal Imagia tiene como misión acelerar la detección de ciertos tipos de cáncer, desarrollar nuevos tratamientos personalizados y acelerar la investigación clínica y el desarrollo de nuevos tratamientos. Su plataforma Evidens utiliza los algoritmos de una tecnología patentada denominada Deep Radiomics para producir biomarcadores (es decir, indicadores que permiten medir procesos normales o patológicos vinculados a una intervención terapéutica) a partir de imágenes digitales, con el fin de detectar la aparición de una anomalía en un paciente o seguir su evolución.

Estos programas son capaces de "aprender por sí mismos", ya que almacenan en su memoria todas las anomalías biológicas detectadas, por lo que son más precisos con cada diagnóstico. Los tratamientos en profundidad y personalizados para cada paciente resultan entonces más accesibles.

La IA también puede ayudar a detectar patologías en zonas extremadamente sensibles. La empresa de Quebec Diagnos ha desarrollado una IA capaz de detectar la retinopatía diabética. Una complicación de la diabetes que afecta al 50% de los pacientes de tipo 2 y es responsable del 5% de los casos de ceguera en el mundo. A partir de una foto de la retina, el programa es capaz de detectar los primeros signos de la enfermedad. Estas fotos se toman en sólo unos minutos utilizando cámaras especiales que ya están disponibles en varias clínicas, centros de optometría y farmacias aquí y en el extranjero. El sistema ya ha analizado los ojos de casi 225.000 pacientes en 16 países. André Larente, presidente de Diagnos, afirma que el sistema es capaz de detectar el 98,5% de los casos de retinopatía.

5 - ROBOTS MÉDICOS

Cada vez se realizan más operaciones con robots quirúrgicos, herramientas que mejoran la comodidad tanto del cirujano como del paciente y simplifican el postoperatorio. La robótica está en auge en el sector sanitario.

Con la pandemia en China, los robots médicos han ayudado a reducir la carga de trabajo en los hospitales. Orion Star una empresa de robótica apoyada por Cheetah Mobile, ha desplegado robots que han ayudado a mejorar el diagnóstico y el tratamiento preliminares, la divulgación primaria de información médica y la entrega a punto fijo de suministros médicos en los hospitales.

El papel actual del cuidador

Descripción del papel tradicional del asistente de cuidados.

Los auxiliares sanitarios son esenciales para el buen funcionamiento del sistema sanitario y la calidad de los servicios prestados a los pacientes. Su papel se centra principalmente en asistir y apoyar a los pacientes en su vida diaria, así como en apoyar a otros miembros del equipo médico. He aquí las principales características del papel tradicional del asistente sanitario:

- **Cuidados básicos al paciente:** El auxiliar de cuidados es responsable de proporcionar cuidados básicos a los pacientes, como higiene personal (aseo, baño, vestido), cambio de ropa de cama, ayuda en la movilidad y asistencia en las necesidades de eliminación.

- **Seguimiento de los pacientes: Los** auxiliares sanitarios controlan regularmente el estado de salud de los pacientes, anotando e informando de cualquier variación o cambio significativo. Pueden tomar la temperatura, medir la tensión arterial y observar las constantes vitales para detectar cualquier deterioro del estado del paciente.

- **Apoyo emocional:** Un aspecto crucial de la función del auxiliar de cuidados es proporcionar apoyo emocional a los pacientes. Esto puede implicar escuchar sus preocupaciones, responder a sus necesidades emocionales y crear un entorno tranquilizador y afectuoso.

- **Asistencia en las actividades diarias:** El asistente de cuidados ayuda a los pacientes en sus actividades diarias, como comer, desplazarse y realizar actividades de ocio. Se aseguran de que los pacientes se sientan cómodos y apoyados en su rutina diaria.

- **Trabajar con el equipo asistencial: Los** auxiliares sanitarios trabajan en estrecha colaboración con enfermeras, médicos y otros profesionales de la salud. Transmiten información importante sobre los pacientes, participan en las reuniones del equipo y ayudan a coordinar los cuidados.

- **Gestión de historiales e informes: Los** auxiliares sanitarios pueden encargarse de mantener al día los historiales de los pacientes, anotar las observaciones importantes y redactar informes sobre el estado de salud de los pacientes.

- **Prevención de riesgos: Los** auxiliares sanitarios están alerta ante los riesgos de caídas, escaras e infecciones entre los pacientes. Adoptan medidas preventivas para reducir estos riesgos y garantizar la seguridad de los pacientes en su entorno.

- **Comunicación con las familias:** El auxiliar de enfermería puede estar en contacto directo con las familias de los pacientes para informarles de la evolución de su estado de salud, responder a sus preguntas y proporcionarles apoyo en estos momentos difíciles.

- **Cumplimiento de las normas de higiene y seguridad: Los** asistentes sanitarios deben cumplir los protocolos de higiene y seguridad para evitar la propagación de infecciones y garantizar un entorno limpio y seguro para los pacientes.

El papel del asistente sanitario se caracteriza por un fuerte compromiso con el bienestar de los pacientes y un enfoque holístico de la asistencia. Al proporcionar cuidados esenciales y crear vínculos significativos con los pacientes, el asistente desempeña un papel central en la humanización de la asistencia sanitaria y contribuye a la recuperación y el bienestar general de las personas a su cargo.

*   Relatos y experiencias personales de la autora como asistente de cuidados durante 15 años.

Como asistente de cuidados experimentada que ha ejercido durante muchos años, he sido testigo de muchas experiencias cargadas de emoción, momentos de alegría, tristeza y retos únicos en el campo de la asistencia sanitaria. Estas son algunas de las historias y experiencias personales que han dado forma a mi carrera:

*   **La importancia de la empatía y la compasión:** A lo largo de los años, he aprendido que la empatía y la compasión son cualidades esenciales para crear un vínculo significativo con los pacientes. En mis testimonios, describo cómo una simple escucha atenta, una palabra de ánimo o un gesto amable pueden marcar la diferencia para un paciente ansioso o que sufre. Estos momentos de humanidad han sido a menudo una fuente de consuelo para los pacientes y sus familias.

*   **El poder de la resiliencia en los pacientes:** He tenido la suerte de acompañar a pacientes en su viaje de curación, lo que me ha permitido ser testigo de la notable capacidad de recuperación de las personas ante la adversidad. Comparto historias inspiradoras de pacientes que, a pesar de condiciones médicas

difíciles, han encontrado la fuerza para luchar, superar obstáculos y recuperar la calidad de vida.

- **El peso de las despedidas:** Trabajando en el sector sanitario, he tenido que afrontar algunos momentos desgarradores, como despedirme de pacientes que han sucumbido a sus enfermedades. Estas experiencias tuvieron un profundo efecto en mí y reforzaron mi deseo de proporcionar cuidados compasivos y apoyo a los pacientes hasta sus últimos momentos.

- **La evolución de las tecnologías médicas:** He sido testigo de la creciente introducción de las tecnologías médicas y la IA en la atención sanitaria. En mis experiencias, comparto cómo estos avances tecnológicos han simplificado a veces ciertas tareas clínicas, pero también han planteado interrogantes sobre el impacto en la relación paciente-cuidador.

- **Desafíos de la carga de trabajo:** Al trabajar a menudo en entornos asistenciales exigentes, he tenido que hacer frente a los desafíos asociados a una elevada carga de trabajo. Comparto experiencias en las que he tenido que hacer malabarismos con diversas responsabilidades y proporcionar una atención de calidad a pesar de contar con recursos limitados.

- **Gratitud de los pacientes:** Recuerdo las veces en que los pacientes o sus familiares me expresaron su gratitud por mis cuidados y mi dedicación. Estas expresiones de gratitud han sido una fuente de motivación y satisfacción personal en mi carrera profesional.

Al relatar estas historias y experiencias, ofrezco una visión íntima de la compleja realidad de trabajar como asistente sanitaria, mis altibajos y las emociones que acompañan a esta profesión esencial. Estas historias reflejan el profundo compromiso de la autora con la atención centrada en el paciente y ponen de relieve la importancia permanente del factor humaro en la asistencia sanitaria.

La importancia de la empatía y la comunicación en la relación cuidador-paciente.

La empatía y la comunicación desempeñan un papel crucial en la relación cuidador-paciente. Son esenciales para establecer un vínculo de confianza, comprender las necesidades del paciente y proporcionar una atención de alta calidad centrada en la persona. He aquí la importancia de estos elementos en la relación cuidador-paciente:

1. Crear un entorno de confianza: La empatía demuestra que el cuidador comprende y siente las emociones del paciente, lo que genera confianza. Es más probable que los pacientes se sientan cómodos y seguros cuando saben que su cuidador les comprende y les apoya emocionalmente.

2. Comprender las necesidades del paciente : La empatía permite a los cuidadores ponerse en el lugar del paciente, percibir sus preocupaciones, miedos e inquietudes. Esto ayuda a proporcionar una atención personalizada que tenga en cuenta los valores, creencias y preferencias del paciente.

3. Fomentar la expresión de las emociones: Cuando los pacientes se enfrentan a problemas de salud, pueden experimentar una amplia gama de emociones, como miedo, ansiedad y tristeza. Una comunicación empática anima a los pacientes a expresar sus emociones, lo que puede contribuir a mejorar su bienestar psicológico.

4. Mejora del cumplimiento terapéutico: La comunicación empática permite al cuidador explicar mejor los tratamientos y las instrucciones médicas de un modo que el paciente pueda entender. Esto aumenta las posibilidades de que el paciente siga correctamente el plan de cuidados recomendado.

5. Diagnóstico más eficaz: La empatía favorece una mejor comunicación entre el paciente y el cuidador, lo que facilita la recopilación de información médica importante. Un paciente que se siente escuchado es más propenso a proporcionar detalles precisos sobre sus síntomas, lo que puede conducir a un diagnóstico más exacto y rápido.

6. Reducir el estrés y la ansiedad: Para los pacientes que se enfrentan a problemas de salud, el apoyo emocional puede tener un efecto calmante y reconfortante. La empatía y la comunicación afectuosa pueden ayudar a reducir el estrés y la ansiedad asociados a la atención médica.

7. Mejora de la satisfacción del paciente: Los pacientes se sienten mejor atendidos y satisfechos cuando los cuidadores les prestan una atención empática. Una comunicación cálida y respetuosa puede mejorar su experiencia sanitaria en general.

8. Fortalecimiento de la relación terapéutica: La comunicación empática fomenta una relación terapéutica sólida entre el paciente y el cuidador. Crea un entorno en el que el paciente se siente escuchado y respetado, lo que facilita la colaboración en el proceso de curación.

En resumen, la empatía y la comunicación son pilares fundamentales de la relación cuidador-paciente. Fomentan un enfoque holístico de la asistencia y ayudan a establecer un vínculo de confianza esencial para proporcionar una asistencia de calidad, centrada en las necesidades y preferencias individuales de los pacientes. Integrar estas cualidades en la práctica de los cuidadores contribuye a humanizar la asistencia sanitaria y a promover el bienestar general de los pacientes.

La inteligencia artificial como asistente del cuidador

Análisis de la IA como herramienta para mejorar las tareas de los cuidadores.

La inteligencia artificial (IA) puede desempeñar un papel esencial como herramienta para mejorar las tareas del personal sanitario. Ofrece capacidades únicas que pueden mejorar la eficacia, la precisión y la calidad de la atención prestada. He aquí un análisis en profundidad de cómo puede utilizarse la IA para apoyar y mejorar el trabajo de los cuidadores:

1. Diagnóstico asistido por IA: la IA puede analizar rápidamente grandes cantidades de datos médicos, como imágenes médicas, análisis de laboratorio e historiales médicos electrónicos. Al ayudar a identificar patrones sutiles, la IA puede proporcionar información adicional para ayudar a los profesionales sanitarios en el diagnóstico y la toma de decisiones médicas.

2. Predecir complicaciones y riesgos: Al analizar los datos sanitarios de los pacientes, la IA puede anticipar posibles complicaciones y riesgos individuales. Esto permite a los cuidadores aplicar estrategias preventivas a medida para mejorar los resultados de los pacientes y reducir las hospitalizaciones evitables.

3. Monitorización de pacientes y respuesta en tiempo real: los sistemas de IA pueden monitorizar los parámetros vitales de los pacientes en tiempo real, señalar variaciones anómalas y alertar a los cuidadores en caso de emergencia. Esto permite una intervención rápida y puede salvar vidas en situaciones críticas.

4. Optimización del flujo de trabajo: la IA puede automatizar ciertas tareas administrativas, como la programación de citas, la gestión de expedientes y la facturación. Al liberar un tiempo valioso para los cuidadores, estos pueden centrarse más en la interacción con el paciente y en aspectos más clínicos.

5. Asistencia en la prescripción de medicamentos: La IA puede ayudar a detectar interacciones farmacológicas potencialmente peligrosas y sugerir ajustes de dosis para evitar errores de prescripción. Esto reduce el riesgo de errores médicos y mejora la seguridad del paciente.

6. Planes de tratamiento personalizados: Mediante el análisis de los datos sanitarios de los pacientes, la IA puede recomendar tratamientos específicos adaptados a cada individuo, teniendo en cuenta factores como el historial médico, las características genéticas y las preferencias del paciente.

7. Apoyo emocional a los pacientes: La IA puede utilizarse para desarrollar chatbots de apoyo emocional que interactúen con los pacientes para proporcionarles apoyo psicológico y responder a sus preguntas. Esto puede ayudar a mejorar el bienestar emocional de los pacientes y aumentar su implicación en su propio proceso de curación.

Sin embargo, a pesar de estos beneficios, es importante señalar que la IA no puede sustituir por completo la experiencia y la empatía de los cuidadores humanos. La asistencia sanitaria está profundamente arraigada en el aspecto humano, y la interacción con un cuidador atento puede tener un impacto significativo en la recuperación y la satisfacción del paciente.

Por lo tantc, la integración con éxito de la IA como herramienta para mejorar las tareas de los cuidadores debe hacerse de forma equilibrada, preservando la importancia del factor humano en la asistencia sanitaria. La IA debe verse como un socio colaborador, que permita a los cuidadores tomar decisiones más informadas y prestar una atención de mayor calidad, sin dejar de fomentar un enfoque centrado en el paciente y promover una relación de confianza entre paciente y cuidador.

Cómo puede ayudar la IA en el diagnóstico, el seguimiento de pacientes, la gestión de historiales médicos, etc.

Cómo puede ayudar la IA en el diagnóstico, el seguimiento de pacientes, la gestión de historiales médicos, etc.
La inteligencia artificial (IA) tiene un enorme potencial para transformar y mejorar diversos aspectos de la atención sanitaria. He aquí cómo puede beneficiar al diagnóstico, el seguimiento de los pacientes, la gestión de los historiales médicos y otras áreas:

1. Diagnóstico asistido por IA: la IA puede analizar grandes cantidades de datos médicos, como imágenes médicas, resultados de pruebas de laboratorio e historiales médicos electrónicos, para ayudar a los médicos a realizar diagnósticos más precisos. Los algoritmos de IA pueden detectar anomalías sutiles en las imágenes médicas, lo que puede conducir a la detección precoz de enfermedades como el cáncer y las afecciones cardiovasculares.

2. Monitorización de pacientes en tiempo real: los sistemas de IA pueden monitorizar continuamente las constantes vitales de los pacientes hospitalizados o en cuidados intensivos. Detectan cambios significativos en parámetros fisiológicos como la frecuencia cardiaca, la presión sanguínea y la saturación de oxígeno, y alertan a los profesionales sanitarios de cualquier anomalía, lo que permite una intervención temprana en caso de emergencia.

3. Predecir y gestionar las complicaciones: Mediante el análisis de los datos sanitarios de los pacientes, la IA puede predecir el riesgo de desarrollar determinadas complicaciones médicas, como infecciones hospitalarias o coágulos sanguíneos. Esto permite a los profesionales sanitarios adoptar medidas preventivas específicas para reducir estos riesgos y mejorar los resultados de los pacientes.

4. Gestión de historiales médicos: la IA facilita la gestión de los historiales médicos electrónicos automatizando ciertas tareas, como la extracción y estructuración de la información relevante de los historiales. Esto permite a médicos y enfermeras acceder más rápidamente a datos médicos importantes y tomar decisiones con conocimiento de causa.

5. Asistencia quirúrgica: la IA puede utilizarse para proporcionar asistencia en tiempo real durante la cirugía. Puede analizar imágenes en directo y proporcionar información útil al cirujano, mejorando la precisión y reduciendo el riesgo de error.

6. Detección y prevención de enfermedades: La IA puede utilizarse para analizar los factores de riesgo, el historial médico y los datos genéticos de los pacientes para ayudarles a adoptar comportamientos sanitarios preventivos. Esto puede conducir a una detección más temprana de las enfermedades y a una mejor gestión de las afecciones crónicas.

7. Sistemas de recomendación de tratamientos: La IA puede analizar datos clínicos de pacientes similares para recomendar tratamientos eficaces. Estos sistemas de recomendación personalizados pueden ayudar a los médicos a elegir el mejor tratamiento para cada paciente, teniendo en cuenta factores individuales.

8. Apoyo a las decisiones clínicas: la IA puede proporcionar información basada en pruebas para ayudar a los profesionales sanitarios a tomar decisiones con conocimiento de causa. Al integrar los conocimientos y las pruebas médicas actuales, los sistemas de IA pueden ayudar a formular planes de tratamiento más eficaces.

Sin embargo, es importante subrayar que, a pesar de todos estos beneficios, la IA no debe sustituir la habilidad, la empatía y el juicio clínico de los profesionales sanitarios. La integración de la IA en la asistencia sanitaria debe hacerse de forma equilibrada, utilizando la IA como herramienta de ayuda para apoyar a los cuidadores y mejorar la asistencia, preservando al mismo tiempo la importancia de la interacción humana y la relación de confianza entre paciente y cuidador.

Perspectivas futuras de la IA como "colega" del cuidador.

Las perspectivas de futuro de la inteligencia artificial (IA) como "colega" del cuidador son prometedoras y apasionantes. La IA seguirá evolucionando y desempeñará un papel cada vez más importante en la asistencia sanitaria, colaborando con los cuidadores para mejorar la calidad de los cuidados y la eficacia de los servicios médicos. He aquí algunas perspectivas de futuro para esta relación entre la IA y el cuidador:

1. Asistencia clínica avanzada: Con los continuos avances en el aprendizaje automático y el procesamiento del lenguaje natural, la IA podrá proporcionar una asistencia clínica aún más sofisticada. Será capaz de interactuar con los cuidadores de una forma más contextual y personalizada, proporcionando recomendaciones basadas en pruebas para diagnósticos, tratamientos y planes de cuidados.

2. Prevención y detección precoz de enfermedades: La IA seguirá desempeñando un papel clave en la prevención y la detección precoz de enfermedades. Los algoritmos de IA serán cada vez más eficaces a la hora de analizar los datos médicos de los pacientes, lo que permitirá identificar los factores de riesgo y detectar los primeros signos de enfermedad, mejorando las posibilidades de éxito del tratamiento.

3. Medicina de precisión: La IA permitirá dirigir mejor los tratamientos a las características específicas de cada paciente, lo que conducirá a una medicina de precisión más avanzada. Los modelos de IA podrán predecir cómo reaccionará un paciente a un tratamiento específico, ayudando a elegir los tratamientos más eficaces con menos efectos secundarios.

4. Robótica médica: En colaboración con los robots médicos, la IA puede utilizarse para realizar procedimientos quirúrgicos más precisos y menos invasivos. Los robots pueden equiparse con IA para ayudar a los cirujanos a realizar procedimientos más complejos con mayor precisión.

5. Chatbots sanitarios mejorados: Los chatbots potenciados por IA seguirán desarrollándose como herramientas de apoyo al paciente. Podrán responder a una gama más amplia de preguntas médicas, ofrecer consejos sanitarios más personalizados y controlar la salud de los pacientes en casa.

6. Formación médica y toma de decisiones: la IA podría utilizarse en los programas de formación médica para simular casos clínicos complejos y ayudar a los futuros cuidadores a desarrollar sus capacidades de diagnóstico y toma de decisiones. Los cuidadores también podrán acceder a bases de conocimientos médicos actualizadas constantemente gracias a la IA.

7. Mejora de la eficacia asistencial: Al automatizar ciertas tareas administrativas y repetitivas, la IA liberará tiempo a los cuidadores, lo que les permitirá centrarse más en la atención directa al paciente y en tareas clínicas más complejas.

Sin embargo, con estas oportunidades también llegan los retos. Será esencial garantizar la seguridad y la privacidad de los datos de los pacientes, mitigar los posibles sesgos de los algoritmos de IA y asegurarse de que la integración de la IA en la atención sanitaria sea ética y esté centrada en el paciente.

En última instancia, la creciente integración de la IA como "colega" del cuidador tiene el potencial de mejorar drásticamente la asistencia sanitaria, haciendo que los diagnósticos sean más precisos y los tratamientos más personalizados, al tiempo que preserva la importancia de la relación cuidador-paciente y el factor humano en la asistencia sanitaria.

Retos éticos y jurídicos

Debate sobre los dilemas éticos asociados al uso de la IA en la asistencia sanitaria.

La creciente integración de la inteligencia artificial (IA) en la atención sanitaria plantea numerosos y complejos dilemas éticos. Aunque la IA puede ofrecer ventajas significativas, también suscita preocupaciones sobre la privacidad de los datos, la responsabilidad, la toma de decisiones autónoma y la confianza en la asistencia sanitaria. He aquí algunos de los dilemas éticos más importantes relacionados con el uso de la IA en la atención sanitaria:

1. Confidencialidad y privacidad de los datos: La IA necesita acceder a grandes cantidades de datos médicos para funcionar con eficacia. Esto suscita preocupaciones sobre la confidencialidad de la información médica de los pacientes y la protección de su privacidad. Es crucial que se establezcan medidas de seguridad sólidas para evitar las violaciones de datos y garantizar la protección de la información personal de los pacientes.

2. Sesgos algorítmicos: los algoritmos de IA se entrenan a partir de conjuntos de datos históricos, que pueden contener sesgos sistémicos basados en factores como la edad, el sexo, la raza o la etnia. Esto puede provocar desigualdades en el diagnóstico, el tratamiento y los resultados sanitarios. Vigilar y reducir los sesgos en los modelos de IA es esencial para garantizar una atención justa y no discriminatoria.

3. Responsabilidad y toma de decisiones autónoma: Cuando la IA se hace cargo de determinadas tareas clínicas, la responsabilidad de las decisiones sanitarias puede diluirse entre el algoritmo y el profesional sanitario. En caso de error o problema, puede resultar difícil determinar quién es el responsable. Los profesionales sanitarios siempre tendrán que desempeñar un papel activo en la toma de decisiones, y la responsabilidad deberá establecerse claramente en caso de que se produzcan acontecimientos adversos.

4. Falta de empatía y comunicación humana: la IA puede proporcionar respuestas y recomendaciones basadas en datos, pero no puede sustituir a la empatía y la comunicación humana. Los pacientes necesitan interactuar con cuidadores compasivos y atentos para sentirse comprendidos y apoyados emocionalmente. Por lo tanto, es esencial encontrar un equilibrio entre el uso de la IA para mejorar la atención y el mantenimiento de un enfoque humano en la relación cuidador-paciente.

5. Autonomía del paciente: La IA puede proporcionar recomendaciones de tratamiento personalizadas, pero esto también puede plantear cuestiones sobre la autonomía del paciente. Algunos pacientes pueden sentirse impotentes si las opciones de tratamiento están muy influidas por los algoritmos. Es importante permitir que los pacientes participen activamente en las decisiones sobre su salud y su tratamiento.

6. Desigualdades en el acceso a las tecnologías de IA: Las tecnologías de IA pueden ser caras de implantar y mantener. Esto puede provocar desigualdades en el acceso a la atención sanitaria avanzada basada en la IA, sobre todo en regiones o comunidades desfavorecidas. Es crucial garantizar que la IA no amplíe las diferencias entre los pacientes y que se utilice de forma equitativa e inclusiva.

En resumen, el uso de la IA en la asistencia sanitaria ofrece interesantes oportunidades para mejorar la atención, la precisión de los diagnósticos y la eficacia de los tratamientos. Sin embargo, resolver los dilemas éticos asociados a la IA es esencial para garantizar una atención justa, transparente y centrada en el paciente. La consideración de las cuestiones éticas desde el principio y el uso responsable de la IA son esenciales para maximizar sus beneficios al tiempo que se minimizan sus riesgos potenciales.

Protección de la intimidad del paciente y seguridad de los datos sanitarios.

La protección de la privacidad de los pacientes y la seguridad de los datos sanitarios son preocupaciones clave cuando se utiliza la inteligencia artificial (IA) en la sanidad. Los datos médicos son extremadamente sensibles, ya que contienen información personal y médica confidencial sobre los pacientes. He aquí algunas medidas clave para garantizar la privacidad y la seguridad de los datos sanitarios en el contexto de la IA en la sanidad:

1. Consentimiento informado: Antes de recopilar, procesar o utilizar los datos de los pacientes, es esencial obtener su consentimiento informado. Los pacientes deben ser informados de forma clara y transparente sobre cómo se utilizarán sus datos, por qué son necesarios y cómo se protegerán.

2. Anonimización y seudonimización de los datos: Antes de utilizarlos para entrenar algoritmos de IA, los datos médicos pueden anonimizarse o seudonimizarse para evitar la identificación directa de los pacientes. Esto reduce considerablemente el riesgo de divulgación involuntaria de datos sensibles.

3. Cifrado de datos : Los datos sanitarios deben almacenarse y transmitirse de forma segura utilizando protocolos de encriptación sólidos. Esto impide que cualquier persona no autorizada pueda acceder a información sensible en caso de violación o intrusión.

4. Acceso restringido y control de acceso: Los profesionales sanitarios y los investigadores que utilicen datos sanitarios deben tener acceso restringido únicamente a la información necesaria para sus tareas específicas. Debe existir un estricto control de acceso para garantizar que sólo las personas autorizadas puedan acceder a los datos.

5. Seguridad de dispositivos y redes: Los dispositivos y redes utilizados para almacenar y procesar datos sanitarios deben ser seguros y estar protegidos contra ataques informáticos. Las actualizaciones periódicas, los cortafuegos y los programas antivirus son esenciales para evitar fallos de seguridad.

6. Formación y concienciación: Es esencial formar regularmente al personal médico y a los profesionales sanitarios sobre las mejores prácticas en materia de protección de datos y seguridad informática. Concienciar sobre los riesgos de seguridad ayuda a minimizar los errores humanos que pueden dar lugar a violaciones de datos.

7. Cumplimiento normativo: Los sistemas de IA sanitaria deben cumplir las leyes y normativas sobre protección de datos y privacidad, como el Reglamento General de Protección de Datos (RGPD) en Europa o la normativa HIPAA en Estados Unidos.

8. Supervisión y auditoría: Deben llevarse a cabo una supervisión continua y auditorías regulares para detectar anomalías y actividades sospechosas, garantizando así una respuesta rápida en caso de violación de la seguridad.

Mediante la aplicación de estas medidas, las instituciones sanitarias y los proveedores pueden reforzar la protección de la privacidad de los pacientes y garantizar la seguridad de los datos sanitarios cuando utilicen la IA. El objetivo es garantizar los beneficios de la IA en la atención sanitaria sin comprometer la confianza del público en la seguridad y confidencialidad de su información médica.

Responsabilidad por errores de IA o interpretaciones erróneas.

La responsabilidad por errores o malas interpretaciones de la inteligencia artificial (IA) es un tema complejo y crucial que hay que abordar cuando se utiliza la IA en la atención sanitaria. A medida que la IA toma cada vez más decisiones clínicas y proporciona recomendaciones médicas, es importante determinar quién es responsable en caso de error o resultado adverso. He aquí algunos aspectos clave de la responsabilidad relacionada con la IA en la atención sanitaria:

1. Responsabilidad compartida: La responsabilidad de la asistencia sanitaria en la que interviene la IA debe ser compartida entre la propia IA, los desarrolladores del algoritmo, los fabricantes del sistema de IA y los profesionales sanitarios que utilizan la IA. Cada parte debe asumir su parte de responsabilidad en función de su papel y sus acciones.

2. Desarrolladores de IA: Los diseñadores y desarrolladores de algoritmos de IA tienen la responsabilidad de crear modelos fiables y seguros. Esto significa aplicar pruebas rigurosas, identificar y mitigar los posibles sesgos y garantizar que la IA funcione de forma transparente y de conformidad con las normas éticas y reglamentarias.

46

3. Fabricantes de sistemas de IA: Los fabricantes de sistemas de IA deben garantizar la fiabilidad, seguridad y conformidad de sus productos. También deben proporcionar actualizaciones periódicas para corregir los errores y las vulnerabilidades descubiertas.

4. Profesionales sanitarios: Los profesionales sanitarios que utilizan la IA tienen la responsabilidad de comprender las limitaciones de la IA, validar los resultados proporcionados por la IA y tomar decisiones informadas basadas en su experiencia clínica. También deben informar de cualquier problema o resultado inesperado relacionado con el uso de la IA.

5. Transparencia y explicación: la IA debe ser transparente en su funcionamiento y en la forma en que llega a sus conclusiones. Los mecanismos de toma de decisiones de la IA deben ser comprensibles para los profesionales sanitarios, de modo que puedan interpretar correctamente los resultados y tomar decisiones con conocimiento de causa.

6. Seguros y cobertura de errores: Cuando se utiliza la IA para tomar decisiones médicas, es importante contar con pólizas de seguros adecuadas para cubrir los errores o resultados adversos que puedan producirse como consecuencia del uso de la IA.

7. Transparencia en el uso de la IA: Las instituciones sanitarias y los proveedores deben ser transparentes con los pacientes sobre el uso de la IA en su atención. Los pacientes deben ser informados cuando la IA intervenga en su diagnóstico o tratamiento, y deben poder hacer preguntas sobre su papel en su atención médica.

La responsabilidad por errores o malas interpretaciones de la IA es un área en constante evolución. Es esencial desarrollar directrices y políticas claras para aclarar las funciones y responsabilidades de cada parte implicada en el uso de la IA en la atención sanitaria. Es necesario un enfoque colaborativo en el que participen los desarrolladores de IA, los profesionales sanitarios, los reguladores y los pacientes para garantizar que la IA se utiliza de forma responsable y segura, al tiempo que se maximizan sus beneficios para mejorar la asistencia sanitaria.

Hacia una coexistencia armoniosa

Reflexionando sobre las ventajas de que la IA y los cuidadores humanos trabajen juntos.

La cohabitación de la inteligencia artificial (IA) y el cuidador humano ofrece multitud de ventajas que pueden transformar positivamente el campo de la asistencia sanitaria. En lugar de sustituir por completo al cuidador humano, la IA puede utilizarse como herramienta complementaria para mejorar las capacidades y el rendimiento del cuidador. He aquí una reflexión sobre los beneficios de esta cohabitación:

1. Mayor precisión y eficacia: la IA puede analizar grandes cantidades de datos médicos en un tiempo récord, lo que ayuda a los cuidadores a obtener información precisa y tomar decisiones con conocimiento de causa. Esto puede conducir a diagnósticos más precisos, planes de tratamiento personalizados y una gestión más eficiente de los cuidados.

2. Detección precoz de enfermedades: La IA puede ayudar a identificar los primeros signos de enfermedad o posibles complicaciones mediante el análisis de los datos de los pacientes. Esto permite la detección precoz, que es crucial para mejorar las posibilidades de recuperación y evitar la progresión de ciertas enfermedades.

3. Mejora de la toma de decisiones: la IA puede proporcionar información basada en pruebas a los cuidadores, permitiéndoles tomar decisiones más informadas y fundamentadas. Esto refuerza sus conocimientos clínicos y mejora la calidad general de los cuidados prestados.

4. Automatización de tareas repetitivas: la IA puede hacerse cargo de ciertas tareas administrativas y repetitivas, permitiendo a los cuidadores concentrarse más en la interacción con los pacientes y en los aspectos más clínicos del tratamiento.

5. Apoyo emocional y empatía: Aunque la IA no puede expresar emociones, puede utilizarse para proporcionar apoyo emocional básico a los pacientes, por ejemplo, informándoles sobre su estado de salud, respondiendo a sus preguntas o recordándoles que tomen su medicación. Esto puede aliviar la carga emocional del personal asistencial y mejorar la experiencia general del paciente.

6. Formación y educación: la IA puede utilizarse en programas de formación médica para simular escenarios clínicos complejos, ayudando a estudiantes y cuidadores a desarrollar sus habilidades y conocimientos.

7. Monitorización y gestión de los cuidados: la IA puede monitorizar las constantes vitales y los datos sanitarios de los pacientes en tiempo real, lo que permite una gestión proactiva de los cuidados y una intervención rápida cuando sea necesario.

8. Medicina de precisión: la IA puede utilizarse para analizar los datos genéticos y clínicos de los pacientes con el fin de ofrecer tratamientos más específicos y personalizados.
Combinando los puntos fuertes de la IA y del cuidador humano, es posible mejorar significativamente la calidad, la eficacia y la accesibilidad de la asistencia sanitaria. La IA puede liberar tiempo y recursos a los cuidadores, permitiéndoles centrarse en aspectos más complejos y relacionales de la asistencia. En última instancia, la cohabitación de la IA y el cuidador humano puede contribuir a una asistencia sanitaria más eficaz, precisa y

centrada en el paciente, preservando al mismo tiempo la esencia misma de la relación cuidador-paciente y la importancia de la humanidad en la asistencia sanitaria.

La importancia de la inteligencia emocional y las competencias humanas en la atención sanitaria.

La inteligencia emocional y las capacidades humanas desempeñan un papel fundamental e insustituible en la asistencia sanitaria. Aunque la inteligencia artificial (IA) ofrece capacidades tecnológicas avanzadas, no puede sustituir a la dimensión humana y emocional que es esencial en la relación cuidador-paciente. He aquí la importancia de la inteligencia emocional y las aptitudes humanas en la asistencia sanitaria:

1. Empatía y comprensión: La empatía es la capacidad de ponerse en el lugar del paciente, de comprender sus emociones, miedos y preocupaciones. Los cuidadores con inteligencia emocional pueden establecer una conexión profunda con sus pacientes, fomentando un clima de confianza y comprensión mutua.

2. Apoyo emocional: Los pacientes pueden experimentar momentos de vulnerabilidad, miedo o tristeza. La presencia de un cuidador cariñoso y atento puede proporcionar consuelo emocional y mejorar el bienestar general del paciente.

3. Comunicación eficaz: La comunicación es un pilar esencial de la asistencia sanitaria. Los cuidadores con un alto nivel de inteligencia emocional pueden comunicarse con compasión y claridad, lo que les permite informar mejor a los pacientes sobre su estado, tratamientos y decisiones.

4. Relación de confianza: Las habilidades humanas y la inteligencia emocional están en el centro de la construcción de una relación de confianza entre el cuidador y el paciente. Esta confianza facilita la cooperación del paciente y su adhesión al plan de tratamiento, lo que a su vez mejora los resultados sanitarios.

5. Gestión del estrés y del duelo: En momentos difíciles, como un diagnóstico grave o un duelo, las habilidades humanas del cuidador son cruciales para proporcionar apoyo emocional a los pacientes y sus familias.

6. Adaptabilidad a las necesidades individuales: Cada paciente es único, con sus propias experiencias vitales y preferencias. Los cuidadores emocionalmente inteligentes pueden adaptarse a las necesidades individuales de cada paciente y personalizar su enfoque de los cuidados.

7. Toma de decisiones éticas: Las habilidades humanas ayudan a los cuidadores a abordar los dilemas éticos de forma reflexiva y a tomar decisiones basadas en el bienestar del paciente y en el respeto a sus valores.

8. Gestión de conflictos y tensiones: **Las** habilidades de gestión de conflictos y tensiones permiten a los cuidadores manejar las situaciones estresantes con calma y profesionalidad.

En resumen, la inteligencia emocional y las habilidades humanas son esenciales en la asistencia sanitaria, ya que promueven un enfoque centrado en el paciente y basado en la compasión, la empatía y la comprensión. A medida que la IA sigue evolucionando e integrándose en la asistencia sanitaria, es esencial reconocer que la presencia cálida y humana de los cuidadores seguirá siendo insustituible para ofrecer una asistencia integral, cuidadosa y holística. La cohabitación armoniosa de la IA y las habilidades humanas es la clave para garantizar una asistencia sanitaria de alta calidad, centrada en el paciente y adaptada a las necesidades individuales.

Propuestas para integrar con éxito la IA en las prácticas asistenciales existentes.

Para integrar con éxito la inteligencia artificial (IA) en las prácticas sanitarias existentes, es esencial seguir ciertas propuestas y buenas prácticas. He aquí algunas ideas para integrar con éxito la IA en la asistencia sanitaria:

1. **Formación de los profesionales sanitarios:** Es esencial formar adecuadamente a los profesionales sanitarios en el uso de la IA. Deben comprender cómo interactuar con la IA, interpretar sus resultados y tomar decisiones fundamentadas basándose en la información proporcionada por la IA.

2. **Colaboración entre la IA y los profesionales sanitarios:** Es importante promover una cultura de colaboración entre la IA y los profesionales sanitarios. La IA no debe verse como una entidad separada, sino como una herramienta de apoyo a los cuidadores en sus decisiones y en su práctica.

3. **Validación y transparencia: Los** modelos de IA utilizados en la atención sanitaria deben validarse rigurosamente para garantizar su precisión y fiabilidad. Además, la transparencia es esencial para que los profesionales sanitarios comprendan cómo toma decisiones la IA y confíen en sus resultados.

4. **Integración gradual: La** integración de la IA en las prácticas sanitarias existentes debe hacerse de forma gradual e incremental. Empezar con casos de uso sencillos

y bien definidos permite a los profesionales sanitarios acostumbrarse a utilizar la IA antes de adoptar aplicaciones más complejas.

5. Respeto de la ética y la confidencialidad: Es esencial cumplir las normas éticas y reglamentarias en materia de protección de datos y confidencialidad de los pacientes. Los datos sanitarios deben almacenarse y procesarse de forma segura, y los pacientes deben ser informados sobre el uso de la IA en su atención médica.

6. Evaluación continua del rendimiento: Es importante supervisar continuamente el rendimiento de la IA y realizar ajustes basados en los comentarios de los profesionales sanitarios y en los resultados clínicos. La IA debe evolucionar en función de las necesidades y los requisitos cambiantes de las prácticas asistenciales.

7. Enfoque centrado en el paciente: La integración de la IA debe estar siempre centrada en el paciente. El objetivo principal debe ser mejorar los resultados sanitarios y la experiencia general del paciente. La asistencia sanitaria debe seguir estando centrada en el ser humano, teniendo en cuenta las necesidades y preferencias individuales de cada paciente.

8. Colaboración con los desarrolladores de IA: Los profesionales sanitarios deben colaborar estrechamente con los desarrolladores de IA para proporcionar información sobre las necesidades clínicas específicas y las mejoras deseadas. Esta colaboración garantiza que la IA satisfaga realmente las necesidades de los cuidadores y los pacientes.

Siguiendo estas propuestas, la integración de la IA en las prácticas asistenciales existentes puede tener éxito. La IA puede utilizarse de forma responsable y eficaz para mejorar la asistencia sanitaria, preservando al mismo tiempo la importancia de la inteligencia emocional y las habilidades humanas en la relación cuidador-paciente. La cohabitación armoniosa de la IA y los cuidadores humanos es la clave para proporcionar una asistencia sanitaria superior, basada en la tecnología avanzada y la compasión humana.

En ruta hacia el futuro

Proyecciones sobre la evolución de la IA en la atención sanitaria.

Las proyecciones sobre la evolución de la inteligencia artificial (IA) en la atención sanitaria son prometedoras y apuntan a un futuro lleno de posibilidades. He aquí algunas proyecciones de cómo podría evolucionar la IA en la asistencia sanitaria:

1. **Medicina de precisión avanzada:** La IA seguirá mejorando la medicina de precisión mediante el análisis de conjuntos de datos masivos, como el genoma del paciente, su historial médico y los datos de laboratorio. Esto permitirá una mejor orientación de los tratamientos y una atención personalizada para cada individuo.

2. **Diagnóstico precoz de enfermedades:** Gracias al aprendizaje automático y al análisis de imágenes médicas, la IA podrá detectar los precursores de enfermedades en una fase temprana, lo que permitirá un tratamiento más rápido y eficaz.

3. **Robots médicos más avanzados:** Los robots médicos con IA seguirán desarrollándose y ayudarán a los cirujanos en intervenciones más complejas, reduciendo los riesgos y mejorando la precisión de los procedimientos quirúrgicos.

4. **Sistemas sanitarios inteligentes: Los** hospitales y centros sanitarios podrían adoptar sistemas sanitarios inteligentes basados en la IA para mejorar la gestión de los pacientes, la planificación de los recursos, la optimización del flujo de trabajo y la toma de decisiones clínicas.

5. Chatbots sanitarios avanzados: Los chatbots sanitarios serán cada vez más sofisticados, capaces de proporcionar respuestas más precisas y personalizadas a las preguntas médicas de los pacientes, ofreciendo una asistencia adicional fuera del horario laboral.

6. Revolución en la investigación médica: la IA acelerará la investigación médica analizando rápidamente vastos conjuntos de datos para identificar nuevos fármacos, tratamientos innovadores y vías prometedoras para curar ciertas enfermedades.

7. Prevención de epidemias: La IA se utilizará para controlar los datos epidemiológicos en tiempo real y prevenir la propagación de enfermedades infecciosas identificando rápidamente los brotes y tomando medidas preventivas.

8. Sistemas de apoyo a la toma de decisiones clínicas: los sistemas de apoyo a la toma de decisiones clínicas basados en la IA se utilizarán ampliamente para proporcionar recomendaciones en tiempo real a los profesionales sanitarios a la hora de tomar decisiones clínicas complejas.

9. Análisis avanzado de los datos sanitarios: la IA permitirá un análisis más avanzado de los datos sanitarios, identificando tendencias y factores de riesgo que antes pasaban desapercibidos, allanando el camino para nuevos enfoques preventivos y terapéuticos.

10. Integración perfecta de la IA: Con el tiempo, la IA se integrará de forma más perfecta en las prácticas sanitarias, convirtiéndose en una parte integral del flujo de trabajo de los profesionales sanitarios, sin interrumpir la relación entre el cuidador y el paciente.

Sin embargo, es importante reconocer que la evolución de la IA en la atención sanitaria también requerirá una reflexión continua sobre cuestiones éticas, seguridad de los datos, responsabilidad y equidad. Es esencial garantizar que la integración de la IA se realice de forma responsable, centrada en el paciente y en colaboración con los profesionales sanitarios, con el fin de maximizar los beneficios de esta tecnología al tiempo que se minimizan los riesgos potenciales.

¿Qué funciones podrían automatizarse por completo y qué tareas seguirán requiriendo la presencia humana?

Algunas funciones sanitarias podrían automatizarse por completo gracias a la inteligencia artificial (IA) y la robótica, mientras que otras tareas siempre requerirán la presencia humana. He aquí algunos ejemplos de funciones que pueden automatizarse y de tareas que siempre requerirán la presencia y la intervención humanas:

Funciones que pueden automatizarse :
*   **Análisis de imágenes médicas:** la IA puede analizar imágenes médicas, como radiografías, resonancias magnéticas y escáneres, para detectar anomalías o patologías.

*   **Análisis de datos sanitarios:** la IA puede procesar y analizar grandes cantidades de datos sanitarios para identificar tendencias, factores de riesgo y correlaciones.
*   **Gestión de historiales médicos:** los sistemas de IA pueden utilizarse para gestionar y organizar los historiales médicos de los pacientes de forma más eficaz.

59

- **Asistencia con prescripciones médicas:** la IA puede recomendar tratamientos o medicamentos adecuados basándose en el historial médico del paciente y en los datos disponibles.

- **Monitorización de pacientes: Los** dispositivos de IA pueden monitorizar las constantes vitales de los pacientes en tiempo real y alertar al personal médico de cualquier anomalía.

- **Triaje de pacientes:** La IA puede ayudar a clasificar a los pacientes en función de la gravedad de su estado y priorizar la atención.

Tareas que requieren una presencia humana :
- **La relación cuidador-paciente: La relación** humana entre el cuidador y el paciente es esencial para generar confianza, ofrecer apoyo emocional y proporcionar una atención integral.

- **Diagnóstico complejo: Los** diagnósticos complejos y las situaciones clínicas inusuales requieren la experiencia y la intuición de un profesional sanitario cualificado.

- **Comunicación empática: La** comunicación empática y la comprensión de las emociones del paciente no pueden ser sustituidas por sistemas automatizados.

- **Toma de decisiones éticas:** Los dilemas éticos en la asistencia sanitaria requieren una reflexión y una toma de decisiones humanas, teniendo en cuenta los valores y las preferencias del paciente.

- **Coordinación de los cuidados: La** coordinación entre los distintos miembros del equipo asistencial y la planificación global del tratamiento requieren habilidades organizativas y relacionales propias de los profesionales sanitarios.

- Cuidados paliativos y al final de la vida   :   L o s cuidados paliativos y las discusiones sobre el final de la vida requieren una presencia humana compasiva y un enfoque sensible para apoyar a los pacientes y a sus familias.

- **Formación y educación:** Enseñar, formar y tutelar a los futuros profesionales sanitarios requiere interacción humana y experiencia.

En resumen, la inteligencia artificial tiene el potencial de transformar muchas funciones y tareas de la atención sanitaria mejorando la eficacia y la precisión del diagnóstico y el tratamiento. Sin embargo, la presencia humana seguirá siendo esencial para los aspectos emocionales, éticos y relacionales de la asistencia sanitaria, garantizando que los pacientes reciban una atención integral y centrada en el ser humano que respete sus necesidades individuales. La clave reside en una cohabitación armoniosa entre los avances tecnológicos de la IA y las habilidades humanas de los profesionales sanitarios.

Impacto potencial en la formación sanitaria y el desarrollo profesional.

La creciente integración de la inteligencia artificial (IA) en la atención sanitaria tendrá un impacto significativo en la formación sanitaria y en la evolución de las profesiones médicas. He aquí algunos puntos clave sobre este impacto potencial:

1. Más formación sobre IA y tecnología: Los programas de formación sanitaria tendrán que incorporar más enseñanza sobre IA, aprendizaje automático, análisis de datos y tecnología médica. Los futuros profesionales sanitarios tendrán que estar familiarizados con estas herramientas para utilizar eficazmente la IA en su práctica.

2. Adaptar los programas de formación: Los programas de formación en medicina, enfermería y otros ámbitos de la atención sanitaria tendrán que adaptarse para incluir competencias específicas relacionadas con la IA, como interpretar los resultados de la IA, trabajar con sistemas de apoyo a la toma de decisiones clínicas y gestionar tecnologías médicas inteligentes.

3. Desarrollo de nuevas especialidades: La aparición de la IA en la atención sanitaria podría dar lugar a nuevas especialidades, como expertos en IA médica, especialistas en análisis de datos sanitarios y profesionales sanitarios especializados en la integración de la IA en la atención.

4. Necesidad de competencias complementarias: Los futuros profesionales sanitarios tendrán que desarrollar competencias complementarias, como la comprensión de los algoritmos de la IA, la ética de los datos sanitarios y la capacidad de trabajar en colaboración con los sistemas automatizados.

5. Redefinición de los roles tradicionales: Con la automatización de ciertas tareas, los roles tradicionales de los profesionales sanitarios podrían evolucionar. Por ejemplo, los cuidadores podrían centrarse más en los aspectos emocionales y relacionales de la asistencia, mientras que la IA se encargaría de ciertas tareas administrativas y analíticas.

6. Formación continua: Los profesionales sanitarios en activo también tendrán que seguir una formación continua para mantenerse al día de los avances tecnológicos en IA y desarrollar las habilidades necesarias para utilizarla con eficacia.

7. Desarrollo de nuevas habilidades de gestión de datos: Con la IA, la cantidad de datos generados en la atención sanitaria aumentará drásticamente. Los profesionales sanitarios tendrán que adquirir competencias en gestión de datos, protección de la privacidad y seguridad de la información para gestionar estos flujos masivos de datos de forma responsable.

8. Colaboración interdisciplinar: la IA exigirá una colaboración más estrecha entre los profesionales sanitarios y los expertos en informática, inteligencia artificial y ciencia de datos. Los equipos asistenciales podrían incluir especialistas en IA que trabajen mano a mano con médicos y enfermeras.

En resumen, la integración de la IA en la atención sanitaria provocará una evolución de las profesiones médicas y de la formación sanitaria. La adquisición de nuevas habilidades relacionadas con la IA y la tecnología, así como el desarrollo de especialidades emergentes, serán necesarios para que los profesionales sanitarios puedan aprovechar al máximo las ventajas de la IA, preservando al mismo tiempo la importancia de la inteligencia emocional y las habilidades humanas en la relación entre la atención sanitaria y el paciente. La formación continua y la adaptabilidad serán fundamentales para que esta transición a la práctica médica mejorada por la IA sea un éxito.

Hacia una medicina predictiva: cómo la IA se anticipa a las necesidades sanitarias individuales

La aparición de la medicina predictiva

La aparición de la medicina predictiva marca un paso importante en la evolución de la medicina moderna. La medicina predictiva consiste en utilizar datos clínicos, genéticos y ambientales para identificar los riesgos potenciales de desarrollar determinadas enfermedades o afecciones médicas en un individuo. Gracias a los avances en inteligencia artificial y aprendizaje automático, la medicina predictiva se ha convertido en una realidad, transformando la forma en que los profesionales sanitarios abordan la prevención y la gestión de las enfermedades.

Los avances en la recopilación y el análisis de grandes cantidades de datos médicos han abierto nuevas oportunidades para anticipar el riesgo de enfermedad incluso antes de que aparezcan los síntomas. La medicina predictiva se basa en la capacidad de la IA para extraer información valiosa de grandes conjuntos de datos, como el historial médico, los hábitos de vida, los factores genéticos y los datos medioambientales. Estos datos se utilizan después para evaluar el riesgo de un individuo de desarrollar determinadas enfermedades, como cardiopatías, diabetes, cáncer, enfermedades neurodegenerativas y muchas otras.

Las aplicaciones prácticas de la medicina predictiva son numerosas. Por ejemplo, la IA puede utilizarse para analizar los resultados de pruebas genéticas y predecir el riesgo de desarrollar enfermedades hereditarias. Del mismo modo, puede ayudar a identificar factores de riesgo específicos para un paciente determinado, teniendo en cuenta su perfil genético y su historial médico, con el fin de proponer medidas preventivas personalizadas y planes de tratamiento a medida.

Al permitir la detección precoz del riesgo de enfermedad, la medicina predictiva ofrece numerosas ventajas tanto a los pacientes como a los profesionales sanitarios. Permite dirigir las intervenciones médicas con mayor precisión, prevenir la aparición de enfermedades potencialmente graves y fomentar un enfoque preventivo de la salud. Es más, al identificar a los individuos de alto riesgo, la medicina predictiva puede ayudar a reducir los costes sanitarios al evitar tratamientos costosos y reducir los ingresos hospitalarios.

Sin embargo, la aparición de la medicina predictiva también plantea importantes cuestiones éticas y sociales. La confidencialidad de los datos genéticos y médicos es una cuestión crucial, ya que la divulgación de dicha información podría tener implicaciones para la privacidad y la posible discriminación. Además, debe garantizarse un acceso equitativo a la medicina predictiva para evitar que se agraven las desigualdades sanitarias.

En conclusión, la aparición de la medicina predictiva representa un gran avance en la atención sanitaria. Gracias al uso de la IA para analizar y explotar los datos médicos, la medicina predictiva ofrece nuevas perspectivas para un enfoque proactivo de la salud, al identificar los riesgos de las enfermedades antes de que se manifiesten clínicamente. Sin embargo, la aplicación responsable de la medicina predictiva es esencial, teniendo en cuenta consideraciones éticas, la protección de la privacidad y la equidad en el acceso a la asistencia sanitaria predictiva.

Grandes datos y aprendizaje automático

Los macrodatos y el aprendizaje automático son dos conceptos clave que han contribuido significativamente a la aparición de la inteligencia artificial (IA) y sus aplicaciones en diversos campos, incluido el de la salud.

El término "big data" hace referencia a la recopilación masiva de datos, a menudo de gran variedad y velocidad, procedentes de diversas fuentes como historiales médicos electrónicos, dispositivos de monitorización médica, sensores vestibles, estudios clínicos, publicaciones científicas, redes sociales y muchas otras. Estos datos suelen ser de un volumen tan elevado que superan la capacidad de las herramientas tradicionales de gestión de datos para almacenarlos, procesarlos y analizarlos con eficacia. Aquí es donde entran en juego los "grandes datos", que proporcionan métodos y tecnologías para manipular, analizar y obtener información significativa de estos vastos conjuntos de datos.

El aprendizaje automático es una rama de la IA que permite a las máquinas aprender de los datos sin ser programadas explícitamente. En lugar de seguir instrucciones específicas, los algoritmos de aprendizaje automático utilizan los datos para identificar patrones, relaciones y tendencias, y luego aplican este conocimiento para hacer predicciones o tomar decisiones. El aprendizaje automático es especialmente potente cuando se utiliza con grandes cantidades de datos, ya que puede descubrir patrones complejos e información oculta que serían difíciles de detectar por medios tradicionales.

En el ámbito de la atención sanitaria, el uso combinado de big data y aprendizaje automático ha tenido un impacto considerable. Los sistemas de IA pueden procesar cantidades masivas de datos médicos para identificar patrones de comportamiento y respuestas al tratamiento. Por ejemplo, el análisis de big data combinado con el aprendizaje automático puede ayudar a predecir el riesgo de un individuo de desarrollar determinadas enfermedades en función de sus características genéticas, su historial médico y sus hábitos de vida.

Además, el Big Data permite crear bases de datos médicas centralizadas e interconectadas que pueden utilizarse para estudios epidemiológicos e investigaciones clínicas a gran escala. También facilita la aplicación de programas de medicina preventiva basados en pruebas, permitiendo un tratamiento personalizado y precoz de los problemas de salud.

Sin embargo, el uso de big data y aprendizaje automático en medicina también plantea retos importantes, sobre todo en lo que respecta a la privacidad, la seguridad de los datos y el sesgo algorítmico. Es esencial garantizar que los datos médicos se manejen de forma ética y segura, y que los algoritmos de aprendizaje automático se validen rigurosamente para evitar la discriminación o la interpretación errónea de los resultados.

En conclusión, la unión de los macrodatos y el aprendizaje automático ha transformado la forma de practicar la medicina. Estas tecnologías permiten obtener información significativa a partir de vastos conjuntos de datos médicos, lo que abre nuevas perspectivas para la medicina predictiva, la investigación biomédica y la mejora de la calidad de la asistencia sanitaria. Sin embargo, su uso debe ir acompañado de una reflexión ética y responsable para garantizar su integración satisfactoria y beneficiosa en el ámbito sanitario.

Predicción de enfermedades genéticas

La predicción de enfermedades genéticas es una de las áreas más prometedoras de la medicina predictiva, posible gracias a los avances en genómica e inteligencia artificial. Este enfoque pretende utilizar la información genética de un individuo para identificar el riesgo de desarrollar determinadas enfermedades hereditarias incluso antes de que aparezcan los síntomas clínicos.

El estudio del genoma humano ha revelado que muchas enfermedades tienen un componente genético que puede predisponer a ciertos individuos a desarrollarlas. Las variaciones en los genes pueden influir en la susceptibilidad de un individuo a una enfermedad específica, y ciertas mutaciones genéticas pueden estar fuertemente asociadas a determinadas patologías.

Los avances tecnológicos en la secuenciación del genoma han permitido un análisis más rápido y rentable de los genes de un individuo. Los secuenciadores de nueva generación pueden analizar el ADN de un paciente para identificar variantes genéticas que pueden estar asociadas a enfermedades específicas. Sin embargo, la interpretación de estos complejos datos genómicos requiere sofisticados enfoques computacionales, que es donde entra en juego la inteligencia artificial, en particular el aprendizaje automático.

Los algoritmos de aprendizaje automático pueden analizar grandes conjuntos de datos genómicos y perfiles de salud para identificar patrones y asociaciones entre variaciones genéticas específicas y enfermedades concretas. Al combinar esta información con datos médicos adicionales como los antecedentes médicos familiares, el estilo de vida y el entorno, se hace posible predecir con mayor precisión el riesgo de desarrollar una enfermedad genética.

La predicción de enfermedades genéticas puede tener importantes implicaciones para la salud pública e individual. Puede permitir la identificación precoz de individuos de alto riesgo, abriendo oportunidades para una mayor vigilancia, medidas preventivas e intervenciones médicas adecuadas. También puede ayudar a las familias a tomar decisiones informadas sobre planificación familiar y pruebas genéticas previas a la concepción.

Sin embargo, es esencial tener en cuenta las cuestiones éticas y sociales asociadas a la predicción de enfermedades genéticas. La revelación de los riesgos de enfermedades genéticas puede suscitar inquietudes en cuanto a la estigmatización, los seguros y la discriminación laboral, así como cuestiones de confidencialidad y consentimiento informado. Por lo tanto, es crucial asegurar un enfoque ético y responsable del uso de la predicción genética de enfermedades, garantizando el respeto a la privacidad del paciente y proporcionando un apoyo adecuado para la interpretación de los resultados.

En conclusión, la predicción de enfermedades genéticas es una aplicación prometedora de la medicina predictiva, posible gracias a la integración de la secuenciación genómica y la inteligencia artificial. Este enfoque ofrece la posibilidad de identificar precozmente el riesgo de enfermedades hereditarias y personalizar la atención a los pacientes. Sin embargo, deben tenerse en cuenta consideraciones éticas para garantizar que esta tecnología se utilice de forma responsable, beneficiosa y justa en la atención sanitaria.

Sistemas de apoyo a las decisiones clínicas

Los sistemas de apoyo a la toma de decisiones clínicas (SADC) son sofisticadas herramientas informáticas que utilizan la inteligencia artificial y las tecnologías de procesamiento de datos para apoyar a los profesionales sanitarios en su toma de decisiones clínicas. Estos sistemas pretenden proporcionar a médicos, enfermeras y otros profesionales sanitarios información valiosa y recomendaciones basadas en pruebas médicas sólidas, con el fin de mejorar la calidad de la atención y los resultados de los pacientes.

Los CFDS utilizan sofisticados algoritmos para analizar grandes cantidades de datos médicos procedentes de diversas fuentes, como historias clínicas electrónicas, resultados de laboratorio, imágenes médicas, investigaciones clínicas y protocolos de tratamiento. Mediante la integración de estos datos, los CF pueden ofrecer evaluaciones y recomendaciones más rápidas y precisas de lo que sería posible con los medios tradicionales.

Las ventajas de los sistemas de apoyo a la toma de decisiones clínicas son numerosas:

- **Precisión diagnóstica:** las FCs pueden ayudar a establecer un diagnóstico más preciso analizando los síntomas del paciente y comparándolos con bases de datos de casos similares. Esto permite identificar mejor las enfermedades raras o complejas.

- **Optimización del tratamiento:** mediante el análisis de los datos médicos, los FC pueden recomendar tratamientos específicos con más probabilidades de éxito para un paciente determinado, teniendo en cuenta sus características individuales y su historial médico.

- **Reducción de errores médicos:** las FCs pueden detectar incoherencias en la información y las recomendaciones médicas, ayudando a prevenir errores potencialmente peligrosos.

- **Acceso a conocimientos médicos actualizados:** Los SADC se actualizan periódicamente con los últimos descubrimientos médicos y las mejores prácticas, lo que permite a los profesionales sanitarios acceder a la información más actualizada para tomar decisiones con conocimiento de causa.

- **Mejorar la eficacia de la** asistencia: Al proporcionar información relevante y guiar a los profesionales sanitarios en el proceso de toma de decisiones, los CFDC pueden acelerar los tiempos de diagnóstico y tratamiento, mejorando así la eficacia de la asistencia.

- **Racionalización de los recursos:** los CFDC pueden ayudar a optimizar el uso de los recursos médicos identificando los tratamientos más adecuados y evitando los innecesarios o ineficaces.

Sin embargo, es esencial señalar que los sistemas de apoyo a la toma de decisiones clínicas no deben utilizarse como sustitutos de los profesionales sanitarios. Más bien, deben considerarse herramientas complementarias que proporcionan información adicional para ayudar a los médicos en su proceso de toma de decisiones.

El éxito de la integración de los ADAS en la práctica clínica requiere una formación adecuada de los profesionales sanitarios para que comprendan cómo funcionan los sistemas y sepan interpretar los resultados. Además, deben tenerse en cuenta consideraciones éticas, sobre todo en lo que respecta a la confidencialidad de los datos de los pacientes y la responsabilidad en caso de errores de IA.

En conclusión, los sistemas de apoyo a la toma de decisiones clínicas representan un gran avance en la atención sanitaria, ya que proporcionan información valiosa para mejorar la toma de decisiones clínicas, optimizar los tratamientos y reducir los errores médicos.

Con un uso responsable y ético, estos sistemas pueden contribuir a mejorar la calidad de la asistencia y los resultados de los pacientes.

Anticipar epidemias y brotes

La anticipación de epidemias y brotes es otra prometedora área de aplicación de la inteligencia artificial (IA) en la atención sanitaria. Mediante el uso de la IA y el análisis masivo de datos, es posible vigilar, detectar y predecir brotes de enfermedades infecciosas con mayor rapidez y precisión que nunca.

Tradicionalmente, la vigilancia de epidemias se basaba en sistemas de salud pública que recopilaban datos de clínicas, laboratorios y hospitales, pero estos métodos podían ser lentos y no siempre cubrían grandes zonas geográficas. La IA, en cambio, permite recopilar, analizar y correlacionar rápidamente grandes cantidades de datos en tiempo real procedentes de múltiples fuentes, como datos geográficos, medios sociales, búsquedas en línea, datos de movilidad e historiales médicos electrónicos.

Estas son algunas de las formas en que la IA está ayudando a anticipar epidemias y brotes:

- **Detección precoz: Los** algoritmos de aprendizaje automático pueden analizar los datos en tiempo real para detectar los primeros signos de un brote, como un aumento de los casos de enfermedades específicas o síntomas inusuales notificados por los pacientes.

- **Predicción de tendencias:** la IA puede analizar datos históricos de epidemias pasadas para identificar tendencias y patrones de propagación, lo que permite predecir las zonas geográficas que probablemente se verán afectadas por una futura epidemia.

- **Vigilancia geográfica:** la IA puede supervisar los movimientos de las poblaciones en tiempo real utilizando datos de localización y movilidad, lo que ayuda a rastrear la propagación de enfermedades y predecir su propagación a otras regiones.

- **Análisis de las redes sociales:** Las publicaciones en las redes sociales pueden proporcionar información sobre síntomas, epidemias locales y comportamientos de riesgo. La IA puede analizar estos datos para detectar señales de alerta temprana.

- **Modelización de la propagación:** la IA puede utilizarse para construir modelos de propagación de enfermedades, teniendo en cuenta factores como las tasas de transmisión, las características del virus y los factores medioambientales.

El uso de la IA para anticipar epidemias y brotes permite a las autoridades sanitarias tomar medidas preventivas con mayor rapidez, como aislar a las personas infectadas, vigilar a los contactos, distribuir vacunas y dar alertas tempranas a las poblaciones de riesgo. Estas intervenciones rápidas pueden ayudar a reducir la propagación de enfermedades y mitigar el impacto de las epidemias en la salud pública.

Sin embargo, es importante reconocer que la IA no es infalible y que existen retos en el uso de estas tecnologías. Por ejemplo, puede haber sesgos en los datos de entrenamiento de los algoritmos, lo que puede dar lugar a predicciones inexactas o falsas alertas. Además, hay que tener en cuenta la confidencialidad y la privacidad de los pacientes a la hora de recopilar y utilizar datos sanitarios.

En conclusión, la IA desempeña un papel clave en la anticipación de epidemias y brotes al permitir la vigilancia en tiempo real y el análisis rápido de los datos sanitarios. Gracias a la IA, las autoridades sanitarias pueden adoptar medidas preventivas más eficaces para contener la propagación de enfermedades infecciosas y proteger la salud pública. Sin embargo, es importante gestionar de forma responsable los retos asociados al uso de la IA en la vigilancia epidemiológica, garantizando que los beneficios para la salud pública se equilibren con las preocupaciones éticas y de privacidad de los datos.

El reto de la ética y la confidencialidad

El desarrollo y el uso de la inteligencia artificial (IA) en la atención sanitaria plantean cuestiones éticas y retos relacionados con la privacidad de los datos. Aunque la IA ofrece muchas oportunidades para mejorar la asistencia sanitaria, es esencial tener en cuenta las implicaciones éticas para garantizar un uso responsable y respetuoso de los datos médicos sensibles.

He aquí algunos de los principales retos éticos y de privacidad asociados al uso de la IA en la sanidad:

- **Privacidad de los datos:** Una de las preocupaciones más importantes asociadas al uso de la IA en la atención sanitaria es la confidencialidad de los datos de los pacientes. Los sistemas de IA suelen requerir datos médicos sensibles, como historiales médicos, imágenes médicas y resultados de pruebas genéticas. Es crucial garantizar que estos datos se almacenan, transfieren y procesan de forma segura para evitar cualquier acceso no autorizado o violación de la privacidad.

- **Consentimiento informado:** El uso de datos médicos para la IA plantea cuestiones sobre el consentimiento informado de los pacientes. Los pacientes deben ser informados de forma clara y comprensible sobre cómo se utilizarán sus datos para la IA, y deben tener la oportunidad de dar su consentimiento informado para participar en estas iniciativas.

- **Sesgos algorítmicos:** los algoritmos de IA pueden estar sujetos a sesgos, ya que se basan en datos históricos que pueden reflejar desigualdades o prejuicios existentes en la atención sanitaria. Esto puede dar lugar a decisiones injustas o a recomendaciones de tratamiento diferenciales para determinados grupos de pacientes. Es esencial asegurarse de que los algoritmos se diseñan para evitar cualquier sesgo potencial y para ser justos con todos los pacientes.

- **Transparencia y explicabilidad: Los** sistemas complejos de IA pueden ser difíciles de entender y explicar, lo que puede causar problemas a los profesionales sanitarios y a los pacientes. Para ganarse la confianza de los usuarios, es crucial que los sistemas de IA sean transparentes y que las decisiones que toman se expliquen de forma clara y comprensible.

- **Responsabilidad y rendición de cuentas: la** IA no puede ser considerada responsable de sus decisiones; la responsabilidad recae siempre en los diseñadores y usuarios de los sistemas. Por lo tanto, es esencial que se establezcan mecanismos de rendición de cuentas para garantizar que la IA se utiliza de forma ética y de acuerdo con las mejores prácticas médicas.

- **Incertidumbre y riesgos:** la IA puede ayudar en la toma de decisiones médicas, pero no puede sustituir la experiencia y el juicio clínico de los profesionales sanitarios. Los errores o malas interpretaciones de los resultados de la IA pueden tener graves consecuencias para los pacientes. Por eso es importante reconocer las limitaciones de la IA y poner en marcha mecanismos para mitigar los riesgos potenciales.

En conclusión, la IA ofrece grandes oportunidades para mejorar la asistencia sanitaria, pero también plantea importantes retos éticos y de confidencialidad. Es esencial garantizar que los datos médicos se utilicen de forma responsable, ética y segura, y que las decisiones tomadas por la IA sean transparentes y explicables. Si abordamos estas cuestiones éticas y garantizamos el uso responsable de la IA, podremos aprovechar al máximo esta tecnología para mejorar la asistencia sanitaria, protegiendo al mismo tiempo la confidencialidad y la dignidad de los pacientes.

Límites y consideraciones de la IA predictiva

La IA predictiva ofrece muchas oportunidades apasionantes para mejorar la atención sanitaria, pero también tiene importantes limitaciones y consideraciones que deben tenerse en cuenta al utilizarla en el ámbito médico. He aquí algunas de las principales limitaciones y consideraciones de la IA predictiva:

- **Calidad de los datos:** La eficacia de la IA predictiva depende en gran medida de la calidad de los datos utilizados para entrenar los algoritmos. Si los datos son incompletos, inexactos o sesgados, las predicciones de la IA pueden verse comprometidas. Por lo tanto, es esencial asegurarse de que los datos médicos utilizados sean fiables, completos y representativos de la población en cuestión.

- **Limitaciones de las predicciones:** Aunque la IA predictiva puede proporcionar estimaciones probables de riesgos de enfermedad o resultados médicos, no puede predecir el futuro con certeza. Las predicciones de la IA se basan en probabilidades y tendencias históricas, lo que significa que siempre existe un margen de incertidumbre. Por lo tanto, los médicos deben tomar estas predicciones como herramientas adicionales para ayudar a la toma de decisiones, más que como resultados definitivos.

- **Problema de sobrediagnóstico y sobretratamiento:** El uso de la IA predictiva para detectar riesgos de enfermedad puede provocar un problema de sobrediagnóstico, es decir, el diagnóstico de enfermedades que quizá nunca se hayan manifestado clínicamente. Esto puede conducir a un tratamiento innecesario o inadecuado, poniendo en riesgo la salud de los pacientes. Es esencial encontrar un equilibrio entre la detección precoz de enfermedades y el riesgo de sobretratamiento.

- **Sesgo algorítmico:** Los algoritmos de IA predictiva pueden estar sesgados en función de los datos con los que se entrenan. Si los datos utilizados para entrenar la IA están sesgados, esto puede dar lugar a predicciones injustas o discriminatorias para determinados grupos de pacientes. Por lo tanto, es esencial controlar y corregir los posibles sesgos de los algoritmos para garantizar la imparcialidad de las predicciones.

- **Coste y accesibilidad:** La implantación de sistemas de IA predictiva puede ser costosa, lo que puede limitar su acceso a los establecimientos sanitarios menos dotados económicamente. Para que la IA predictiva se adopte de forma generalizada, es necesario reducir los costes y hacerla accesible a los establecimientos sanitarios de todos los tamaños.

- **Privacidad y seguridad de los datos:** El uso de la IA predictiva implica la recopilación y el procesamiento de grandes cantidades de datos médicos sensibles. Es esencial garantizar que estos datos estén protegidos y asegurados contra cualquier acceso no autorizado o violación de la privacidad del paciente.

En conclusión, aunque la IA predictiva ofrece muchas oportunidades para mejorar la atención sanitaria, también tiene importantes limitaciones y consideraciones. Es esencial tener en cuenta estos factores a la hora de utilizar la IA predictiva en la práctica clínica, asegurándose de que los datos utilizados sean de alta calidad, que las predicciones se interpreten con cautela y que se tomen medidas para garantizar la imparcialidad, confidencialidad y seguridad de los datos de los pacientes. Con un enfoque responsable y ético, la IA predictiva puede ser una poderosa herramienta para mejorar la atención sanitaria y los resultados de los pacientes.

El futuro de la medicina predictiva

El futuro de la medicina predictiva es extremadamente brillante, y la inteligencia artificial (IA) desempeñará un papel cada vez más vital en este desarrollo. A medida que la tecnología siga avanzando, podemos esperar que la medicina predictiva se convierta en una parte integral de la atención sanitaria, ofreciendo importantes beneficios tanto a los pacientes como a los profesionales sanitarios.

Estas son algunas de las perspectivas de futuro de la medicina predictiva:

- **Prevención y medicina personalizada:** La IA predictiva permitirá una identificación más precisa de los individuos con riesgo de desarrollar determinadas enfermedades, abriendo oportunidades para una prevención específica y personalizada. Los pacientes podrán beneficiarse de recomendaciones sobre su estilo de vida y de tratamientos específicos basados en su perfil genético y su riesgo individual.

- **Detección precoz de la enfermedad:** la IA permitirá detectar los primeros signos de la enfermedad incluso antes de que aparezcan los síntomas clínicos. Esto permitirá una intervención rápida y precoz, mejorando las posibilidades de recuperación y reduciendo las complicaciones a largo plazo.

- **Tratamiento personalizado:** La IA permitirá predecir la respuesta individual de un paciente a un tratamiento determinado, teniendo en cuenta sus características genéticas y fisiológicas. Esto conducirá a una medicina más personalizada, con tratamientos adaptados a las necesidades específicas de cada paciente.

- **Mejores resultados para los pacientes crónicos:** Los pacientes que sufren enfermedades crónicas también se beneficiarán de la IA predictiva, que les permitirá controlar los cambios en su estado de salud en tiempo real y ajustar los tratamientos según fluctúe su estado.

- **Vigilancia de la salud pública:** La IA predictiva desempeñará un papel crucial en la vigilancia de epidemias y enfermedades infecciosas. Permitirá predecir brotes epidémicos, identificar brotes de enfermedades y tomar medidas preventivas para contener su propagación.

- **Integración de la IA en la atención sanitaria: La** IA predictiva se integrará en los sistemas sanitarios para ayudar a los profesionales de la salud en su toma de decisiones clínicas. Proporcionará recomendaciones e información en tiempo real para ayudar a los médicos a tomar decisiones con conocimiento de causa.

- **Desarrollo de nuevas terapias: La** IA predictiva también facilitará la búsqueda de nuevas terapias y fármacos mediante la identificación de posibles dianas moleculares y la predicción de la eficacia de los nuevos tratamientos.

- **Colaboración entre humanos e IA:** El futuro de la medicina predictiva no consistirá en sustituir a los profesionales sanitarios por máquinas, sino en posibilitar una colaboración eficaz entre ambos. Los médicos y las enfermeras utilizarán la IA como una poderosa herramienta para mejorar sus capacidades de diagnóstico y tratamiento.

Sin embargo, para que el futuro de la medicina predictiva se haga plenamente realidad, será necesario afrontar algunos retos. La confidencialidad de los datos, las preocupaciones éticas y las cuestiones de responsabilidad tendrán que abordarse de forma responsable. Además, la formación adecuada de los profesionales sanitarios será esencial para garantizar un uso eficaz y ético de la IA predictiva.

En conclusión, la IA predictiva promete revolucionar la medicina al permitir la prevención selectiva, la detección precoz de enfermedades y el tratamiento personalizado. Como poderosa herramienta para los profesionales sanitarios, la IA predictiva abre nuevas y apasionantes oportunidades para mejorar la atención sanitaria y los resultados de los pacientes. Con un enfoque responsable y ético, el futuro de la medicina predictiva puede transformar nuestra forma de abordar la salud y la enfermedad, situando al paciente en el centro de la atención sanitaria.

Prevención y promoción de la salud

- La inteligencia artificial (IA) desempeña un papel cada vez más importante en la prevención y la promoción de la salud. Mediante sofisticados algoritmos y análisis masivos de datos, la IA puede ayudar a identificar factores de riesgo, anticipar posibles problemas de salud y proponer intervenciones preventivas específicas. He aquí cómo contribuye la IA a la prevención y la promoción de la salud:

- **Identificar factores de riesgo: la IA** puede analizar grandes cantidades de datos sanitarios procedentes de diversas fuentes, como historiales médicos electrónicos, resultados de pruebas, hábitos de vida y datos genéticos. Utilizando esta información, la IA puede identificar los factores de riesgo individuales y poblacionales que contribuyen al desarrollo de enfermedades crónicas como la diabetes, las enfermedades cardiovasculares y el cáncer.

- **Predicción de problemas de salud:** Gracias al aprendizaje automático y al análisis predictivo, la IA puede predecir los futuros problemas de salud de un individuo basándose en su historial médico y su perfil genético. Esto permite la detección precoz de enfermedades, facilitando la intervención temprana y la adopción de medidas preventivas adecuadas.

- **Promover el bienestar:** La IA también puede utilizarse para fomentar comportamientos saludables y promover el bienestar general. Las aplicaciones sanitarias con IA pueden enviar recordatorios personalizados a los pacientes para ayudarles a mantener una dieta equilibrada, hacer ejercicio con regularidad y tomar su medicación a tiempo.

• **Tratamiento personalizado:** Uno de los puntos fuertes de la IA reside en su capacidad para personalizar las intervenciones en función de las características individuales de cada paciente. La IA puede analizar los datos sanitarios para proponer programas de prevención adaptados a las necesidades específicas de cada persona, optimizando la eficacia de las intervenciones.

• Vigilancia de la **salud pública:** la IA puede desempeñar un papel clave en la vigilancia de la salud pública analizando los datos epidemiológicos en tiempo real. Esto significa que se pueden detectar rápidamente las epidemias de enfermedades infecciosas y poner en marcha medidas preventivas para contener su propagación.

• **Predicción de complicaciones:** En el caso de los pacientes con enfermedades crónicas, la IA puede predecir posibles complicaciones en función de los cambios en su estado de salud. Esto permite a los profesionales sanitarios intervenir rápidamente para evitar complicaciones graves y costosas.

• **Reducción de los costes sanitarios:** Al anticiparse a los posibles problemas de salud y fomentar la prevención, la IA puede ayudar a reducir los costes sanitarios a largo plazo. La prevención de enfermedades crónicas y la detección precoz de problemas de salud pueden reducir la necesidad de cuidados intensivos y tratamientos costosos.

Sin embargo, es importante reconocer que la IA en la atención sanitaria no está exenta de desafíos. La privacidad de los datos y la seguridad de la información médica son preocupaciones importantes, y es esencial garantizar que los datos de los pacientes se manejen de forma ética y segura. Además, la IA no debe sustituir la relación entre el paciente y el profesional sanitario, sino complementarla proporcionando información adicional para apoyar la toma de decisiones.

En conclusión, la IA ofrece numerosas posibilidades para mejorar la prevención y la promoción de la salud. Gracias a su potencial para analizar datos y personalizar las intervenciones, la IA puede desempeñar un papel clave en la detección precoz de enfermedades, la predicción de riesgos para la salud y la promoción de estilos de vida saludables. Sin embargo, es esencial tener en cuenta las cuestiones éticas y de confidencialidad para garantizar un uso responsable y respetuoso de la IA en la atención sanitaria. Con un enfoque ético e ilustrado, la IA puede ser un poderoso activo para mejorar la salud y el bienestar de la población.

La revolución de los robots enfermeros: cómo los robots inteligentes están transformando la asistencia sanitaria

Introducción a los robots enfermeros inteligentes

Los robots enfermeros inteligentes, también conocidos como robots asistenciales o robots de asistencia médica, representan un gran avance en la atención sanitaria. Estas máquinas dotadas de inteligencia artificial están diseñadas para interactuar con los pacientes, proporcionar asistencia a los profesionales sanitarios y realizar determinadas tareas médicas. Su desarrollo se ha visto impulsado por la necesidad de hacer frente a los retos del envejecimiento de la población, la escasez de personal sanitario y la creciente demanda de asistencia sanitaria de alta calidad.

Los robots enfermeros inteligentes están diseñados para realizar diferentes tareas en función de sus capacidades y diseño. He aquí algunas de sus características y funciones clave:

- **Asistencia en cuidados personales:** Algunos robots enfermeros están diseñados para ayudar a los pacientes en sus actividades cotidianas, como levantarse, desplazarse, lavarse o vestirse. Pueden estar equipados con brazos articulados, cámaras y sensores para interactuar de forma segura y adecuada con los pacientes.

- **Dispensación de medicamentos: Los** robots de enfermería pueden programarse para dispensar medicamentos a los pacientes en momentos específicos, garantizando dosis correctas y minimizando los errores de dispensación.

- **Control de las constantes vitales:** Algunos robots pueden equiparse con sensores para controlar las constantes vitales de los pacientes, como la tensión arterial, la frecuencia cardiaca y la temperatura, y alertar al personal asistencial de cualquier variación preocupante.

- **Interacción social:** Algunos robots enfermeros están diseñados para interactuar con los pacientes a nivel social, haciéndoles compañía, entablando una conversación con ellos o proporcionándoles información útil sobre su salud.

- **Rehabilitación y terapia:** Algunos robots pueden utilizarse para ayudar a los pacientes a recuperarse de lesiones o intervenciones quirúrgicas guiándoles a través de ejercicios de rehabilitación o terapia.
- **Entrega de suministros médicos:** Los robots enfermeros también pueden utilizarse para transportar suministros médicos de una zona a otra dentro de un centro sanitario, lo que reduce la carga de trabajo de los profesionales sanitarios.

- **Formación del personal:** Algunos robots se utilizan para simular escenarios médicos y formar a los profesionales sanitarios para que reaccionen con eficacia en situaciones de emergencia o complejas.

Sin embargo, a pesar de sus ventajas, los robots enfermeros inteligentes también plantean importantes cuestiones éticas y prácticas. Debe establecerse la confianza de los pacientes y los profesionales sanitarios en estas máquinas, y es esencial garantizar la seguridad y confidencialidad de los datos médicos recogidos por estos robots. Además, es importante subrayar que los robots enfermeros no pueden sustituir por completo a los cuidadores humanos, sino más bien complementarlos en determinadas tareas y proporcionarles un apoyo adicional.

En conclusión, los robots enfermeros inteligentes representan una innovación apasionante en la atención sanitaria. Gracias a su inteligencia artificial y a su versatilidad, ofrecen numerosas posibilidades para mejorar la atención a los pacientes, aliviar la carga de trabajo de los profesionales sanitarios y optimizar la eficiencia de los centros sanitarios. Sin embargo, deben desplegarse de forma responsable, teniendo en cuenta consideraciones éticas y asegurándose de que se utilizan de forma que complementen y armonicen con los cuidadores humanos.

Tareas automatizadas del robot de enfermería

Los robots enfermeros inteligentes están diseñados para automatizar ciertas tareas en la atención sanitaria, lo que puede aportar muchos beneficios a los pacientes y al personal médico. He aquí un resumen de las tareas que estos robots pueden realizar de forma automatizada:

- **Asistencia en las actividades diarias: Los** robots enfermeros pueden ayudar a los pacientes en sus actividades diarias, como levantarse de la cama, sentarse, desplazarse, lavarse, cepillarse los dientes y vestirse. Están equipados con brazos articulados, cámaras y sensores para realizar estas tareas con seguridad y suavidad.

- **Dispensación de medicamentos: Dispensar** la medicación puede ser una tarea tediosa y lenta para el personal asistencial. Los robots de enfermería pueden programarse para dispensar la medicación a

87

los pacientes en momentos concretos, garantizando dosis correctas y reduciendo el riesgo de errores de medicación.

- **Control de las constantes vitales:** Algunos robots de enfermería están equipados con sensores para controlar las constantes vitales de los pacientes, como la tensión arterial, la frecuencia cardiaca, la saturación de oxígeno y la temperatura. Pueden proporcionar datos en tiempo real al personal de enfermería y alertarle de cualquier valor anormal.

- **Recopilación y análisis de datos médicos:** Los robots enfermeros pueden recopilar y analizar datos médicos procedentes de diversos sensores y dispositivos médicos. Pueden recopilar información sobre el estado de salud de un paciente y transmitirla a los profesionales sanitarios para que tomen decisiones con conocimiento de causa.

- **Comunicación con los pacientes:** Algunos robots enfermeros están equipados con funciones de reconocimiento de voz y conversión de texto a voz, lo que les permite interactuar con los pacientes de forma amable y compasiva. Pueden responder a preguntas, proporcionar información sobre tratamientos e incluso simplemente hacer compañía a los pacientes.

- **Formación y asistencia para profesionales sanitarios:** Los robots enfermeros pueden utilizarse para simular escenarios médicos y proporcionar formación práctica a estudiantes de medicina y profesionales sanitarios. También pueden proporcionar asistencia en el quirófano o durante los procedimientos médicos.

- **Transporte de suministros médicos:** Algunos robots de enfermería están diseñados para transportar suministros médicos de un lugar a otro dentro de un centro sanitario. Esto optimiza la logística asistencial y libera al personal de enfermería para tareas más complejas.

Es importante destacar que los robots enfermeros inteligentes no sustituyen a los cuidadores humanos, sino que les ayudan a realizar determinadas tareas, permitiéndoles concentrarse en aspectos más complejos y relacionales de la atención al paciente. La automatización de estas tareas repetitivas y lentas ahorra tiempo, reduce los errores y optimiza la eficacia general de la asistencia sanitaria.

Sin embargo, es esencial garantizar que los robots enfermeros se utilicen de forma responsable y ética. La seguridad del paciente, la confidencialidad de los datos médicos y la comunicación transparente con los pacientes son fundamentales para garantizar el uso satisfactorio y beneficioso de esta tecnología en la asistencia sanitaria.

Asistencia a los profesionales sanitarios

Asistir a los profesionales sanitarios es una de las principales funciones de los robots inteligentes de enfermería. Estas máquinas están diseñadas para trabajar en colaboración con el personal médico, apoyándoles en sus tareas diarias y mejorando la eficiencia general de la asistencia sanitaria. He aquí cómo los robots enfermeros pueden ayudar a los profesionales sanitarios:

- **Gestión de tareas repetitivas: Los** robots enfermeros pueden realizar tareas repetitivas y que requieren mucho tiempo, como dispensar medicación, recoger datos vitales y transportar material médico. Esto permite a los profesionales sanitarios concentrarse en tareas más complejas y relacionales.

• **Monitorización y seguimiento del paciente:** Algunos robots enfermeros están equipados con sensores para controlar continuamente las constantes vitales, los movimientos y la actividad de los pacientes. Estos datos se transmiten a los profesionales sanitarios, lo que les permite controlar a distancia el estado de salud de los pacientes y detectar rápidamente cualquier anomalía.

• **Asistencia en quirófano:** Algunos robots enfermeros pueden utilizarse en el quirófano para ayudar a los cirujanos proporcionándoles instrumentos y suministros, succionando fluidos, manteniendo un entorno estéril y realizando otras tareas asistidas por robots.

• **Formación y simulación: Los** robots enfermeros pueden utilizarse para simular escenarios médicos, lo que permite a los estudiantes de medicina y a los profesionales sanitarios practicar procedimientos e intervenciones complejas en un entorno sin riesgos.

• **Apoyo emocional a los pacientes:** Algunos robots enfermeros están diseñados para interactuar con los pacientes de forma amistosa y empática. Pueden proporcionar una presencia reconfortante a los pacientes y distraerlos durante procedimientos dolorosos o ansiosos.

• **Logística** asistencial **optimizada: los** robots enfermeros pueden transportar material médico de un lugar a otro dentro de un centro sanitario, optimizando la logística asistencial y reduciendo los tiempos de espera.

- **Reducción del riesgo de infección: los** robots enfermeros pueden utilizarse para realizar determinadas tareas que de otro modo podrían llevar a cabo los profesionales sanitarios, reduciendo así el riesgo de infección nosocomial y mejorando la seguridad del paciente.

En general, a asistencia de robots enfermeros libera al personal médico de tareas repetitivas y que consumen mucho tiempo, lo que les permite dedicar más tiempo y atención a los pacientes, los tratamientos y los aspectos relacionales de la asistencia sanitaria. Esto puede mejorar la satisfacción de los pacientes, reducir los errores médicos y mejorar la eficacia general de la asistencia sanitaria.

Sin embargo, es importante subrayar que el uso de robots enfermeros no sustituye el papel de los profesionales sanitarios. Complementan el trabajo de los cuidadores humanos y no pueden sustituir la compasión, la empatía y la toma de decisiones humanas que son esenciales en la prestación de una asistencia sanitaria de calidad. La colaboración armoniosa entre los robots enfermeros y los profesionales sanitarios es esencial para garantizar el uso satisfactorio y beneficioso de esta tecnología en la asistencia sanitaria.

Mayor eficacia y precisión

La introducción de robots enfermeros inteligentes en los centros sanitarios ha mejorado considerablemente la eficacia y la precisión de la asistencia sanitaria. He aquí cómo estas máquinas están contribuyendo a estas mejoras:

- **Realizar tareas repetitivas que requieren mucho tiempo: los** robots de enfermería están diseñados para realizar tareas repetitivas de forma constante y sin fatiga, liberando tiempo para que el personal médico se concentre en tareas más complejas y de mayor valor añadido.

- **Dispensación de medicamentos sin errores:** La administración incorrecta de medicamentos puede tener graves consecuencias para los pacientes. Las enfermeras robotizadas están programadas para dispensar medicamentos a los pacientes con precisión, en las dosis correctas y en los momentos adecuados, lo que reduce significativamente el riesgo de errores médicos relacionados con la medicación.

- **Monitorización continua del paciente:** Algunos robots enfermeros están equipados con sensores que les permiten monitorizar continuamente las constantes vitales de los pacientes. Pueden detectar rápidamente cualquier cambio anormal en el estado de salud de un paciente, lo que permite una intervención temprana y puede salvar vidas.
- **Acceso rápido a la información médica:** las enfermeras robotizadas pueden acceder instantáneamente a los historiales médicos electrónicos de los pacientes, a los resultados de las pruebas y a la información sobre medicamentos, lo que les permite proporcionar información precisa a los pacientes y tomar decisiones informadas en tiempo real.

- **Precisión en los procedimientos médicos:** Algunos robots enfermeros se utilizan para ayudar a los cirujanos durante los procedimientos médicos. Gracias a su estabilidad y precisión, estos robots pueden mejorar la exactitud de los gestos quirúrgicos y reducr el riesgo de error.

- **Formación de profesionales sanitarios:** Los robots enfermeros pueden utilizarse como simuladores para formar a estudiantes de medicina y profesionales sanitarios en procedimientos y situaciones complejas, permitiéndoles perfeccionar sus habilidades sin riesgo para los pacientes.

- **Logística asistencial optimizada:** los robots enfermeros pueden transportar suministros médicos, muestras de laboratorio y otros equipos de un lugar a otro de forma rápida y eficaz, ahorrando tiempo y optimizando la logística asistencial.

En resumen, el uso de robots enfermeros inteligentes en la atención sanitaria ha supuesto una mejora significativa de la eficacia y la precisión de los cuidados. Estas máquinas automatizan las tareas repetitivas, reducen los errores médicos, monitorizan continuamente a los pacientes y proporcionan un acceso rápido a la información médica. El resultado es una mejor calidad de los cuidados, resultados más positivos para los pacientes y un uso más eficiente de los recursos médicos.

Sin embargo, a pesar de estos beneficios, es esencial mantener una estrecha supervisión del uso de la IA en la atención sanitaria para garantizar un uso responsable y ético de estas tecnologías. La confianza de los pacientes y del personal médico es crucial, y es importante reconocer que los robots enfermeros no sustituyen a la interacción humana ni a la experiencia de los profesionales sanitarios, sino que los complementan para mejorar la eficacia de la asistencia sanitaria.

Seguridad del paciente y reducción de errores

La seguridad del paciente es una de las principales preocupaciones en la atención sanitaria, y la introducción de robots inteligentes de enfermería tiene el potencial de reducir significativamente los errores médicos y mejorar la seguridad general del paciente. He aquí cómo estos robots están ayudando a garantizar la seguridad de los pacientes:

- **Distribución precisa de los medicamentos: Los** errores de medicación son una de las principales causas de efectos adversos en los pacientes. Las enfermeras robotizadas están programadas para dispensar los medicamentos con gran precisión, siguiendo las dosis prescritas y los horarios específicos, lo que reduce considerablemente el riesgo de errores relacionados con la medicación.

- **Control continuo de las constantes vitales:** Algunos robots enfermeros están equipados con sensores que les permiten controlar continuamente las constantes vitales de los pacientes, como la tensión arterial, la frecuencia cardiaca y la saturación de oxígeno. Al detectar rápidamente variaciones anormales, estos robots pueden alertar al personal médico y permitir una intervención precoz en caso de problema de salud.

- **Prevención de infecciones** nosocomiales: **Los robots** enfermeros pueden utilizarse para realizar ciertas tareas que de otro modo llevarían a cabo los profesionales sanitarios, reduciendo así el riesgo de propagación de infecciones nosocomiales. Estos robots pueden mantener un entorno estéril y evitar la contaminación cruzada.

- **Precisión en los procedimientos médicos:** Algunos robots enfermeros se utilizan para ayudar a los cirujanos en los procedimientos médicos. Gracias a su estabilidad y precisión, pueden reducir los errores humanos y mejorar la exactitud de los gestos quirúrgicos.

- **Acceso rápido a la información médica:** las enfermeras robotizadas pueden acceder instantáneamente a los historiales médicos electrónicos de los pacientes y a la información sobre los tratamientos prescritos, lo que garantiza que el personal médico disponga de toda la información necesaria para tomar decisiones con conocimiento de causa y evitar errores.

- **Formación segura para profesionales sanitarios:** Los robots enfermeros pueden utilizarse como simuladores para formar a estudiantes de medicina y profesionales sanitarios en procedimientos y situaciones complejas, permitiéndoles perfeccionar sus habilidades sin riesgo para los pacientes.
- **Reducción de las tareas manuales:** Al automatizar determinadas tareas, los robots enfermeros reducen la dependencia de las tareas manuales realizadas por los profesionales sanitarios, lo que puede reducir el riesgo de errores relacionados con la fatiga y el agotamiento.

Es esencial subrayar que, aunque los robots inteligentes de enfermería pueden mejorar la seguridad de los pacientes, no sustituyen la experiencia y el juicio clínico de los profesionales sanitarios. Los robots están diseñados para ayudar al personal médico en sus tareas, pero la responsabilidad última de la toma de decisiones médicas sigue recayendo en los cuidadores humanos.

En conclusión, el uso de robots enfermeros inteligentes en la asistencia sanitaria tiene un impacto positivo en la seguridad del paciente al reducir los errores médicos, controlar continuamente los signos vitales, prevenir las infecciones nosocomiales y proporcionar un acceso rápido a la información médica. Promoviendo el uso responsable y ético de estas tecnologías, es posible mejorar aún más la seguridad de los pacientes y garantizar una atención segura y de alta calidad para todos.

Comunicación con los pacientes

La comunicación con los pacientes es un aspecto esencial de la asistencia sanitaria, ya que ayuda a generar confianza, a comprender las necesidades y preocupaciones de los pacientes y a proporcionarles apoyo emocional. Los robots de enfermería inteligentes están diseñados para interactuar con los pacientes de forma amistosa y empática, mejorando la experiencia sanitaria en general. He aquí cómo estos robots pueden facilitar la comunicación con los pacientes:

- **Diálogo interactivo:** Algunos robots enfermeros están equipados con funciones avanzadas de reconocimiento de voz y conversión de texto a voz, lo que les permite entablar un diálogo interactivo con los pacientes. Pueden hacer preguntas, responder a las preguntas de los pacientes y entablar conversaciones sobre diversos temas de salud.

- **Respuestas a preguntas frecuentes: Los** robots de enfermería pueden dar respuesta a las preguntas más frecuentes de los pacientes, como las instrucciones postoperatorias, los efectos secundarios de la medicación y consejos para llevar un estilo de vida saludable.

- **Información sobre tratamientos:** Las enfermeras robóticas pueden explicar a los pacientes los distintos tratamientos y procedimientos médicos, proporcionándoles información clara y comprensible sobre su plan de cuidados.

- **Recordatorios de medicación y citas:** Las enfermeras robóticas pueden enviar recordatorios a los pacientes para que tomen su medicación a tiempo, lleven un registro de sus citas médicas y realicen otras tareas importantes relacionadas con su tratamiento.

- **Apoyo emocional:** Algunos robots enfermeros están diseñados para ofrecer apoyo emocional a los pacientes, haciéndoles compañía, escuchando sus preocupaciones y proporcionándoles consuelo en los momentos difíciles.

- **Adaptación lingüística y cultural:** Los robots enfermeros pueden programarse para comunicarse en distintos idiomas y adaptarse a diferentes culturas, lo que facilita la comunicación con pacientes de distintos orígenes.

- **Recoger las opiniones de los pacientes:** Los robots de enfermería pueden recoger las opiniones de los pacientes sobre su experiencia asistencial, lo que puede ayudar a los centros sanitarios a mejorar la calidad de los servicios que ofrecen.

Es importante señalar que, aunque los robots enfermeros pueden facilitar la comunicación con los pacientes, no sustituyen la interacción humana y la empatía de los profesionales sanitarios. La presencia humana sigue siendo esencial para establecer una conexión emocional con los pacientes, detectar signos no verbales y proporcionar un apoyo emocional más profundo en situaciones complejas.

Integrar robots enfermeros en la comunicación con los pacientes puede ser beneficioso, sobre todo en situaciones en las que los profesionales sanitarios están sobrecargados de trabajo o hay escasez de personal. Estos robots pueden aliviar la carga de trabajo, liberando tiempo para que los cuidadores humanos se concentren en aspectos más complejos y relacionales de la asistencia sanitaria. Sin embargo, es esencial asegurarse de que estas tecnologías se utilicen de forma responsable y ética, teniendo en cuenta la confidencialidad de los datos de los pacientes y garantizando que la comunicación siga siendo respetuosa y adecuada.

Integración de robots en los centros sanitarios

La integración de robots enfermeros inteligentes en los centros sanitarios es un proceso complejo que requiere una planificación cuidadosa y una estrecha colaboración entre los profesionales sanitarios, los gestores administrativos y los diseñadores de robots. He aquí los pasos y consideraciones clave para una integración satisfactoria:

- **Evaluación de las necesidades:** Antes de introducir robots enfermeros en un centro sanitario, es esencial comprender las necesidades específicas del centro. Esto implica determinar qué tareas podrían automatizarse, qué problemas de seguridad o eficiencia podrían resolverse mediante el uso de robots y cómo estas máquinas podrían mejorar la experiencia general del paciente.

- **Formación del personal:** La introducción de robots enfermeros requiere una formación adecuada del

98

personal médico y de enfermería. El personal tiene que estar familiarizado con el funcionamiento de los robots, cómo programarlos, supervisarlos y mantenerlos adecuadamente. También necesitan saber cómo trabajar con los robots para maximizar su eficacia.

- **Seleccionar el equipo adecuado:** Existen diferentes tipos de robots de enfermería, cada uno con capacidades y funcionalidades específicas. Es importante elegir el equipo que mejor satisfaga las necesidades del centro sanitario y se integre a la perfección en los procesos y sistemas existentes.
- **Personalización del robot: Los** robots enfermeros pueden personalizarse para satisfacer las necesidades específicas de la organización sanitaria y de sus pacientes. Esto puede incluir la programación de preguntas y respuestas específicas, la adición de idiomas adicionales para comunicarse con pacientes multilingües y la adaptación de las apariencias para crear una experiencia más fácil de usar.

- **Prueba piloto:** Antes de implantar robots a gran escala, es aconsejable realizar una prueba piloto en una zona limitada del establecimiento. Esto le permitirá recabar la opinión del personal y los pacientes, identificar cualquier problema y ajustar el proceso antes de la implantación completa.

- **Seguridad del paciente y de los datos: La seguridad** de los pacientes y la confidencialidad de los datos médicos son primordiales a la hora de integrar robots en la asistencia sanitaria. Los robots deben estar equipados con sólidas medidas de seguridad para proteger la información sensible de los pacientes y evitar cualquier riesgo de ciberataque.

- **Comunicación y aceptación: La** comunicación transparente con los pacientes, las familias y el personal es esencial para explicar las ventajas de la introducción de los robots de enfermería y disipar cualquier duda sobre el uso de la tecnología en la asistencia sanitaria.

- **Supervisión continua:** Una vez desplegados los robots, es importante supervisar su funcionamiento y su impacto en la asistencia sanitaria de forma continua. Esto permite detectar rápidamente cualquier problema y aplicar mejoras si es necesario.

En resumen, la integración de robots enfermeros inteligentes en los centros sanitarios ofrece muchas oportunidades para mejorar la eficacia, la precisión y la seguridad de los cuidados. Sin embargo, una planificación cuidadosa, una formación adecuada y una comunicación transparente son esenciales para una implantación exitosa y beneficiosa de esta tecnología. Los robots enfermeros no sustituyen a los cuidadores humanos, pero pueden ser valiosos ayudantes para mejorar la experiencia del paciente y optimizar los procesos asistenciales.

Aceptación por parte de los profesionales sanitarios y los pacientes

La aceptación de los robots enfermeros por parte de los profesionales sanitarios y los pacientes es un aspecto esencial para su integración con éxito en los centros sanitarios. He aquí algunos puntos clave relativos a la aceptación de esta tecnología por parte de estos dos colectivos:

Aceptación por parte de los profesionales sanitarios :

- **Formación adecuada:** Los profesionales sanitarios deben recibir una formación adecuada sobre el uso de los robots enfermeros, sus capacidades y sus limitaciones. Una formación exhaustiva ayuda a disipar las preocupaciones y a generar confianza en esta tecnología.

- **Comprender las ventajas:** Las ventajas de los robots enfermeros deben explicarse claramente a los profesionales sanitarios. Es esencial destacar cómo estas máquinas pueden aliviar las tareas repetitivas, mejorar la precisión de los cuidados y permitir que los cuidadores se concentren en tareas más complejas y relacionales.

- **Implicación en la decisión:** Implicar a los profesionales sanitarios en la decisión de integrar robots enfermeros en su práctica fomenta una sensación de control y compromiso con esta tecnología.

- **Comunicación continua: La** comunicación abierta y continua entre los diseñadores de robots y los profesionales sanitarios es esencial para resolver rápidamente cualquier problema o preocupación y para adaptar los robots a las necesidades reales.

- **Oportunidades de mejora:** Animar a los profesionales sanitarios a dar su opinión sobre el uso de los robots y sugerir mejoras puede contribuir a la aceptación y adopción de esta tecnología.

Aceptación del paciente :

- **Información y educación: Es necesario** informar a los pacientes sobre el uso de los robots enfermeros y su papel en la asistencia sanitaria. Una educación adecuada puede ayudar a disipar los temores y crear una comprensión clara de los beneficios de estos robots.

- **Experiencia fácil para el usuario:** Los robots enfermeros deben diseñarse para que sean fáciles de usar y tranquilizadores para los pacientes. Su aspecto, su voz y su comportamiento deben adaptarse para facilitar una interacción positiva.

- **Acceso a la asistencia:** Si los robots enfermeros pueden ayudar a mejorar el acceso a la asistencia y reducir los tiempos de espera, esto puede ser un factor decisivo para los pacientes a favor de esta tecnología.

- **Respeto de la intimidad y la confidencialidad:** Los pacientes deben tener la seguridad de que los robots de enfermería respetan su intimidad y que su información médica está segura.

- **Satisfacción del paciente: Una** vez desplegados los robots de enfermería, medir la satisfacción de los pacientes con su uso puede ayudar a evaluar su aceptación y a identificar posibles áreas de mejora.

En resumen, la aceptación de los robots enfermeros por parte de los profesionales sanitarios y los pacientes es un proceso complejo que requiere un enfoque meditado. Proporcionando una formación adecuada, comunicando con transparencia y centrándose en los beneficios para la atención sanitaria, se puede fomentar la adopción con éxito de esta tecnología. Aun reconociendo que los robots enfermeros no sustituyen a la interacción humana, pueden ser herramientas valiosas para mejorar la asistencia sanitaria y aumentar la eficacia, la seguridad y la experiencia general del paciente.

El papel complementario de las enfermeras robot

Los robots enfermeros desempeñan un papel complementario esencial en los centros sanitarios, donde ayudan a los profesionales sanitarios humanos a mejorar la calidad de los cuidados y optimizar los procesos de trabajo. He aquí cómo estos robots desempeñan un papel complementario en la asistencia sanitaria:

*   **Automatización de tareas repetitivas:** Las enfermeras robotizadas pueden encargarse de tareas repetitivas y que requieren mucho tiempo, como dispensar medicamentos a horas fijas, recoger muestras biológicas y controlar las constantes vitales. Esto libera tiempo a los profesionales sanitarios, que pueden así concentrarse en tareas más complejas que requieren su experiencia y sensibilidad humanas.
*   **Precisión y reducción de errores: Los** robots de enfermería están programados para realizar tareas con gran precisión, lo que reduce significativamente el riesgo de error humano. También pueden seguir rigurosamente los protocolos de cuidados y respetar las dosis y los horarios prescritos, lo que mejora la seguridad del paciente.

*   **Monitorización continua del paciente:** Algunos robots enfermeros están equipados con sensores que les permiten monitorizar constantemente las constantes vitales de los pacientes. Al detectar rápidamente cualquier cambio anormal, estos robots pueden alertar al personal médico para una intervención temprana en caso de complicaciones.

*   **Acceso rápido a la información médica:** Las enfermeras robotizadas pueden acceder instantáneamente a los historiales médicos

electrónicos de los pacientes, a los resultados de las pruebas y a la información sobre los tratamientos prescritos. Esto significa que pueden proporcionar información precisa y actualizada a los pacientes y al personal médico.

- **Apoyo emocional:** Algunos robots enfermeros están diseñados para ofrecer apoyo emocional a los pacientes, proporcionándoles consuelo y compañía. Aunque no pueden sustituir a la empatía humana, su presencia puede ayudar a aliviar la soledad y la ansiedad de algunos pacientes.

- **Formación y aprendizaje: Los** robots enfermeros pueden utilizarse como simuladores para formar a estudiantes de medicina y profesionales sanitarios en procedimientos y situaciones complejas. De este modo, ofrecen una oportunidad de aprendizaje segura y sin riesgos para los futuros cuidadores.
- **Optimización de recursos:** El uso de robots enfermeros permite optimizar los recursos humanos y materiales de los centros sanitarios. Pueden ayudar a reducir la carga de trabajo del personal, mejorar la eficacia de los cuidados y optimizar la logística asistencial.
-

Es importante destacar que los robots enfermeros no sustituyen a los profesionales sanitarios humanos. Al contrario, los complementan para mejorar la calidad de la atención, facilitar el trabajo del personal médico y mejorar la experiencia del paciente. La asistencia sanitaria sigue siendo una disciplina en la que la empatía, la comunicación y la consideración de la dimensión emocional de los pacientes desempeñan un papel esencial, y estos aspectos sólo pueden ser manejados plenamente por cuidadores humanos. La interacción entre los robots enfermeros y los profesionales sanitarios humanos ofrece un potencial único de sinergia para crear un entorno asistencial más eficiente y humano.

Ética de la autonomía: los dilemas de la IA en la toma de decisiones clínicas

Introducción a los sistemas de apoyo a la toma de decisiones basados en la IA

Los sistemas de apoyo a la toma de decisiones basados en la inteligencia artificial (IA) son potentes herramientas que combinan los conocimientos médicos con las capacidades analíticas avanzadas de la IA para ayudar a los profesionales sanitarios a tomar decisiones informadas y precisas. Estos sistemas están diseñados para proporcionar información y recomendaciones basadas en datos médicos y pruebas científicas para ayudar a los médicos a diagnosticar, planificar tratamientos y gestionar la atención de forma más eficaz. He aquí cómo funcionan los sistemas de apoyo a la toma de decisiones basados en la IA:

- **Recogida y análisis de datos:** Los sistemas de apoyo a la toma de decisiones recopilan y analizan grandes cantidades de datos médicos procedentes de diversas fuentes, como historias clínicas electrónicas, resultados de pruebas, imágenes médicas y datos genéticos. La IA utiliza sofisticados algoritmos para extraer información relevante e identificar patrones ocultos en estos datos.

- **Diagnóstico y predicción:** Gracias al análisis de datos, los sistemas de apoyo a la toma de decisiones pueden ayudar a los médicos a realizar diagnósticos más precisos y rápidos. También pueden ayudar a predecir el riesgo de ciertas enfermedades en los pacientes analizando sus características individuales y su historial médico.

105

- **Recomendaciones de tratamiento :** Los sistemas de apoyo a la toma de decisiones pueden recomendar tratamientos adecuados en función del diagnóstico del paciente y de las pruebas clínicas disponibles. Estas recomendaciones pueden personalizarse en función de las características individuales del paciente, como su perfil genético y sus preferencias de tratamiento.

- **Gestión de la asistencia sanitaria:** estos sistemas también pueden ayudar a los médicos a planificar y gestionar la asistencia de forma más eficaz, optimizando los recursos disponibles, siguiendo los protocolos de tratamiento y controlando los resultados de los pacientes.

- **Formación continua: Los** sistemas de apoyo a la toma de decisiones pueden utilizarse como herramientas de formación continua para los profesionales sanitarios. Al analizar casos clínicos y proponer escenarios de aprendizaje, estos sistemas pueden mejorar las habilidades de los médicos y mantenerlos al día de los últimos avances médicos.

- **Prevención y salud pública:** Estos sistemas pueden desempeñar un papel crucial en la prevención de enfermedades identificando los factores de riesgo en los individuos y proponiendo intervenciones preventivas. También pueden contribuir a la salud pública detectando epidemias emergentes y recomendando medidas de intervención.

- **Mejora de la toma de decisiones:** Al proporcionar información basada en pruebas, los sistemas de apoyo a la toma de decisiones ayudan a los médicos a tomar decisiones más informadas y a evitar los sesgos cognitivos que pueden influir en los juicios humanos.

Es importante señalar que, aunque los sistemas de apoyo a la toma de decisiones basados en la IA ofrecen muchas ventajas, nunca deben sustituir el juicio clínico de los profesionales sanitarios. Estos sistemas deben verse como herramientas de asistencia que apoyan las decisiones médicas, pero en última instancia son los clínicos los responsables de la atención al paciente. La confianza y la comprensión de estos sistemas por parte de los profesionales sanitarios es esencial para garantizar un uso eficaz y responsable de la IA en la atención sanitaria.

Transparencia e interpretabilidad de los algoritmos

La transparencia y la interpretabilidad de los algoritmos de inteligencia artificial (IA) son cruciales para ganarse la confianza de los profesionales sanitarios y los pacientes en el uso de estas tecnologías. Cuando se trata de tomar decisiones médicas importantes, es esencial comprender cómo llega la IA a sus conclusiones y en qué se basa para hacer sus recomendaciones. He aquí por qué la transparencia y la interpretabilidad de los algoritmos son tan importantes en la atención sanitaria:

*   **Confianza de los clínicos:** Los profesionales sanitarios necesitan poder confiar en los resultados proporcionados por los sistemas de IA. Cuando los algoritmos son transparentes y fáciles de interpretar, los médicos pueden entender mejor cómo se toman las decisiones y es más probable que acepten y sigan las recomendaciones de la IA.
*   **Toma de decisiones con conocimiento** de **causa:** una IA transparente permite a los médicos tomar

decisiones con conocimiento de causa y evaluar la validez de los resultados. Las explicaciones proporcionadas por la IA permiten comprender mejor las razones subyacentes de sus recomendaciones, lo que ayuda a los médicos a tener en cuenta todos los factores relevantes en su toma de decisiones.

- **Responsabilidad y rendición de cuentas:** La transparencia de los algoritmos facilita la comprensión de los factores que tiene en cuenta la IA y permite saber si los sesgos o los errores pueden influir en los resultados. Esto hace que los diseñadores de algoritmos sean más responsables de la calidad de sus modelos y de las decisiones que generan.

- **Comprensión del paciente:** Para los pacientes, comprender las razones por las que la IA ha recomendado un tratamiento es esencial para fomentar la adherencia a la atención. La interpretabilidad de los algoritmos permite explicar con mayor claridad los motivos de las decisiones médicas, lo que aumenta la confianza del paciente en el proceso asistencial.

- **Detección y corrección de errores:** Cuando los algoritmos son transparentes, los errores o sesgos pueden detectarse y corregirse más fácilmente. Esto mejora la calidad y la seguridad de la asistencia sanitaria proporcionada por la IA.

- **Cumplimiento normativo:** En muchos países existen normas estrictas sobre el uso de la IA en medicina, que incluyen la protección de datos y la confidencialidad de los pacientes. La transparencia de los algoritmos garantiza que los sistemas de IA cumplan estas reglas y normas.

Sin embargo, es importante señalar que algunos tipos de algoritmos de IA, como las redes neuronales profundas, pueden ser intrínsecamente complejos y difíciles de interpretar. Se están haciendo progresos para que estos modelos sean más comprensibles, pero puede resultar difícil ofrecer una explicación completa de cada decisión tomada por la IA.

Una IA transparente e interpretable es uno de los principales objetivos de la investigación en inteligencia artificial. Los diseñadores de algoritmos y los investigadores trabajan para desarrollar métodos que ofrezcan explicaciones claras del razonamiento que subyace a los sistemas de IA, sin sacrificar su rendimiento. En última instancia, mejorar la transparencia y la interpretabilidad de los algoritmos de IA es esencial para garantizar un uso responsable y ético de esta potente tecnología en la atención sanitaria.

Sesgo e imparcialidad en los modelos de IA

Los sesgos en los modelos de inteligencia artificial (IA) son una gran preocupación en la atención sanitaria. Cuando los algoritmos se entrenan con conjuntos de datos desequilibrados o que contienen sesgos sistémicos, pueden reproducirlos a la hora de tomar decisiones. Esto puede provocar desigualdades en la atención sanitaria y afectar negativamente a determinados grupos de pacientes. He aquí algunos puntos clave sobre los sesgos y la equidad en los modelos de IA:

- **Sesgo en los datos: Los sesgos en los** modelos de IA suelen proceder de los datos sobre los que se entrenan estos modelos. Si los datos históricos contienen disparidades en el tratamiento de los pacientes o diagnósticos erróneos, el algoritmo corre

109

el riesgo de perpetuar estas desigualdades. Por ejemplo, si los pacientes de una determinada raza o sexo fueron diagnosticados erróneamente o infratratados en el pasado, la IA podría reproducir estos patrones.

- **Impacto en los grupos vulnerables:** Los sesgos de los modelos de IA pueden tener un impacto desproporcionado en los grupos vulnerables, como las minorías raciales, las personas con bajos ingresos o las poblaciones marginadas. Esto puede provocar un acceso desigual a la atención sanitaria, diagnósticos erróneos o tratamientos inadecuados para estas poblaciones.

- **Equidad sanitaria: La** equidad sanitaria es un objetivo importante en la atención sanitaria, cuyo fin es garantizar un acceso igualitario a la atención y unos resultados sanitarios equitativos para todas las personas, independientemente de su origen social, raza, sexo o situación económica. Los sesgos en los modelos de IA pueden obstaculizar este objetivo al perpetuar las desigualdades existentes.

- **Detección y mitigación de** sesgos: Los investigadores y diseñadores de algoritmos trabajan activamente en la detección y mitigación de sesgos en los modelos de IA. Se están explorando métodos como el equilibrio de datos, la reducción algorítmica de sesgos y el uso de métricas de imparcialidad para garantizar que los modelos de IA sean más equitativos y respetuosos con la diversidad de los pacientes.
- **Transparencia y responsabilidad: La** transparencia de los modelos de IA es esencial para comprender los factores que influyen en las decisiones médicas. Los desarrolladores de algoritmos deben

responsabilizarse de detectar y corregir los sesgos de sus modelos para garantizar un uso responsable de la IA en la atención sanitaria.

- **Formación ética de los profesionales sanitarios:** Los profesionales sanitarios deben ser conscientes de los problemas de parcialidad de la IA y recibir formación sobre el uso responsable de estas tecnologías. Desempeñan un papel clave en la supervisión y validación de las decisiones tomadas por la IA, garantizando que las recomendaciones sean justas y coherentes con los principios éticos de la medicina.

La equidad en los modelos de IA es un reto complejo que requiere un enfoque multidisciplinar y colaborativo. Es esencial que los desarrolladores de algoritmos, los investigadores de IA, los profesionales sanitarios, los responsables políticos y los pacientes trabajen juntos para garantizar que la IA en la atención sanitaria se utilice de forma ética y responsable, centrándose en la equidad, la accesibilidad y la calidad de la atención para todos.

Responsabilidad y rendición de cuentas en las decisiones sobre IA

La responsabilidad y la rendición de cuentas son aspectos cruciales del uso de la inteligencia artificial (IA) en la atención sanitaria. Cuando las decisiones médicas importantes son tomadas en parte o en su totalidad por sistemas de IA, es esencial establecer mecanismos de responsabilidad para garantizar la calidad, la seguridad y la ética de la atención. He aquí algunos puntos clave sobre la responsabilidad y la rendición de cuentas en las decisiones de la IA sanitaria:

- **Responsabilidad de los diseñadores de algoritmos: Los** diseñadores de algoritmos de IA son responsables de la calidad de los modelos que desarrollan. Deben asegurarse de que los modelos se entrenan, validan y prueban adecuadamente antes de desplegarlos en entornos clínicos. También deben tener en cuenta los posibles sesgos y riesgos asociados a las decisiones tomadas por la IA.

- **Transparencia de las decisiones:** Las decisiones tomadas por los sistemas de IA deben ser transparentes y explicables. Los diseñadores de algoritmos deben proporcionar mecanismos para explicar cómo llega la IA a sus conclusiones, de modo que los profesionales sanitarios y los pacientes puedan entender las razones que hay detrás de estas decisiones.

- **Supervisión humana:** Incluso cuando la IA desempeña un papel importante en la toma de decisiones, la supervisión humana sigue siendo esencial. Los profesionales sanitarios siempre deben supervisar y validar las decisiones de la IA, utilizando su experiencia clínica para tomar decisiones informadas.

- **Identificación de errores:** Deben establecerse mecanismos para detectar y corregir cualquier error en las decisiones de IA. Esto puede incluir auditorías periódicas, revisiones inter pares y procesos de notificación de errores por parte de los profesionales sanitarios.

- **Formación y educación:** Es necesario formar a los profesionales sanitarios en el uso de la IA en la atención sanitaria y en la comprensión de sus limitaciones y riesgos. Esto incluye también la concienciación sobre cómo trabajar con los sistemas de IA para tomar decisiones éticas e informadas.

- **Responsabilidad de las organizaciones sanitarias:** **Las** organizaciones sanitarias que utilizan sistemas de IA también son responsables de su uso ético y responsable. Deben disponer de políticas y procedimientos que garanticen que la IA se utiliza de forma adecuada y de conformidad con las normas y reglamentos aplicables.

- **Rendición de cuentas a los pacientes:** Los pacientes tienen derecho a saber cómo se toman las decisiones médicas que les afectan, ya sea por parte de los profesionales sanitarios o de los sistemas de IA. Las organizaciones sanitarias deben ser transparentes con los pacientes sobre el uso de la IA en la atención sanitaria y garantizar que los pacientes estén informados de sus derechos y opciones de tratamiento.

La rendición de cuentas y la responsabilidad son fundamentales para garantizar el uso ético y responsable de la IA en la atención sanitaria. Si nos centramos en la transparencia, la supervisión humana y la formación adecuada de los profesionales sanitarios, es posible sacar el máximo partido de la IA manteniendo la seguridad y la calidad de la atención a los pacientes.

Autonomía y toma de decisiones compartida

La integración de la inteligencia artificial (IA) en la atención sanitaria plantea importantes cuestiones sobre la autonomía del paciente y la toma de decisiones compartida entre pacientes y profesionales sanitarios. La autonomía es el derecho de los pacientes a tomar decisiones informadas sobre su salud, mientras que la toma de decisiones compartida es un enfoque de colaboración entre el paciente y el profesional sanitario para desarrollar un plan de tratamiento que tenga en cuenta los valores y las preferencias del paciente. He aquí cómo la IA puede influir en la autonomía del paciente y en la toma de decisiones compartida:

- **Acceso a la información:** la IA proporciona a los pacientes acceso a una cantidad considerable de información sobre su salud y las opciones de tratamiento. Esto refuerza su capacidad para tomar decisiones con conocimiento de causa y desempeñar un papel activo en su propio cuidado.

- **Atención personalizada:** la IA puede ayudar a personalizar la atención analizando los datos individuales de cada paciente, como su historial médico, los resultados de sus pruebas y sus preferencias personales. Esto permite adaptar los planes de tratamiento a cada paciente, respetando su autonomía.

- **Explicaciones transparentes:** Cuando se utiliza la IA para tomar decisiones médicas, es esencial ofrecer explicaciones claras y comprensibles a los pacientes sobre las razones que hay detrás de estas decisiones. Esto ayuda a los pacientes a entender las recomendaciones y a tomar decisiones informadas en colaboración con su equipo asistencial.
- **Limitaciones de la IA:** Aunque la IA es una herramienta valiosa, tiene sus limitaciones. Los pacientes deben ser conscientes de que la IA no sustituye el juicio clínico de los profesionales sanitarios, pero puede ayudarles a tomar decisiones con conocimiento de causa.

- **Privacidad:** El uso de la IA para analizar datos médicos puede plantear problemas de privacidad. Los pacientes necesitan tener la seguridad de que sus datos están protegidos y se utilizan de forma ética, lo que puede aumentar su confianza en el uso de la IA en la atención sanitaria.

- **Comunicación y educación:** Para facilitar una toma de decisiones compartida y eficaz, es esencial que los profesionales sanitarios se comuniquen claramente con los pacientes y les eduquen sobre los beneficios y las limitaciones de la IA en la asistencia sanitaria.

- **Consideración   de los valores del paciente:** En la toma de decisiones compartida, los profesionales sanitarios deben tener en cuenta los valores, creencias y preferencias del paciente. La IA puede proporcionar información objetiva, pero la decisión final debe reflejar siempre las necesidades y elecciones del paciente.

En última instancia, la integración de la IA en la asistencia sanitaria puede empoderar a los pacientes y apoyar una toma de decisiones compartida más informada. Sin embargo, es esencial garantizar que el uso de la IA sea ético, transparente y respetuoso con los derechos y preferencias de los pacientes. Centrándose en la educación, la comunicación y la protección de la intimidad, la IA puede utilizarse como una poderosa herramienta para mejorar la toma de decisiones sanitarias respetando la autonomía del paciente.

Consentimiento informado para el uso de la IA

El consentimiento informado es un principio fundamental de la ética médica que garantiza que los pacientes comprendan plenamente los riesgos, beneficios e implicaciones de su tratamiento o de su participación en una investigación médica. Cuando se trata del uso de la inteligencia artificial (IA) en la atención sanitaria, el consentimiento informado adquiere especial importancia debido a la complejidad de esta tecnología. He aquí algunos puntos a tener en cuenta en relación con el consentimiento informado para el uso de la IA:

- **Explicar el uso de la IA:** los pacientes deben ser informados de que la IA puede utilizarse en su atención médica, y es importante explicarles en términos comprensibles cómo funciona la IA, qué información se utilizará y cómo puede influir en las decisiones médicas que les afecten.

- **Riesgos y beneficios:** Los pacientes deben ser conscientes de los riesgos potenciales asociados al uso de la IA, como el sesgo o la interpretación errónea de los datos, así como de los beneficios, como diagnósticos más rápidos y precisos o recomendaciones de tratamiento personalizadas.

- **Uso de datos:** El uso de la IA implica a menudo el análisis de grandes cantidades de datos médicos de pacientes. El consentimiento informado debe incluir información sobre cómo se utilizarán, almacenarán y protegerán estos datos para garantizar la confidencialidad y seguridad de la información personal del paciente.

- **Derecho de rechazo:** Los pacientes tienen derecho a rechazar el uso de la IA en su atención médica.

Deben ser informados de esta posibilidad y tener la seguridad de que dicha negativa no tendrá un impacto negativo en la calidad de su atención.

• **Comprensión y preguntas: El** consentimiento informado implica que los pacientes comprendan plenamente la información proporcionada y tengan la oportunidad de hacer preguntas para aclarar cualquier punto que pueda resultar ambiguo.

• **Actualizaciones del consentimiento:** El uso de la IA en la asistencia sanitaria puede evolucionar con el tiempo, por lo que debe informarse a los pacientes de cualquier cambio significativo en el uso de la IA y darles la oportunidad de dar de nuevo su consentimiento informado.

• **Consentimiento específico:** En algunos casos, el uso de la IA puede ser específico de un campo médico o un tipo de tratamiento concretos. El consentimiento informado debe adaptarse en consecuencia para reflejar estas especificidades.

El consentimiento informado para el uso de la IA es esencial para respetar los derechos de los pacientes a la autodeterminación y a la toma de decisiones informadas sobre su salud. Los profesionales sanitarios tienen la responsabilidad de garantizar que los pacientes comprendan plenamente las implicaciones del uso de la IA en su atención médica y de respetar su elección con respecto a su uso. Fomentar una comunicación clara y transparente con los pacientes puede promover el uso responsable y ético de la IA en la atención sanitaria, respetando al mismo tiempo los derechos y preferencias de los pacientes.

El papel de la experiencia humana

A pesar de los rápidos avances de la inteligencia artificial (IA) en la atención sanitaria, la pericia humana sigue siendo insustituible y desempeña un papel esencial en la prestación de una atención sanitaria de calidad. He aquí algunos puntos clave sobre el lugar de la pericia humana en el contexto del uso de la IA en la asistencia sanitaria:

- **Toma de decisiones éticas: Se** necesitan conocimientos humanos para abordar las complejas cuestiones éticas que pueden surgir en la asistencia sanitaria. Los profesionales sanitarios pueden incluir consideraciones éticas, sociales y culturales en sus decisiones, teniendo en cuenta las preferencias de los pacientes y considerando las implicaciones a largo plazo.

- **Empatía y compasión:** La asistencia sanitaria es ante todo una relación entre paciente y cuidador. La experiencia humana nos permite crear vínculos empáticos y proporcionar apoyo emocional a los pacientes, lo que es esencial para mejorar su bienestar psicológico y físico.

- **Contexto individual:** cada paciente es único, con necesidades y características individuales. La experiencia humana nos permite tener en cuenta estas especificidades y adaptar los cuidados a cada caso concreto.

- **Flexibilidad y adaptabilidad:** Los profesionales sanitarios pueden enfrentarse a situaciones imprevistas o complejas que pueden escapar a los algoritmos de la IA. Su experiencia les permite ofrecer soluciones flexibles y adaptadas en escenarios únicos.

- **Comunicación:** Interactuar con los pacientes y comunicar información compleja son habilidades humanas cruciales en la asistencia sanitaria. La capacidad de explicar conceptos médicos de forma comprensible y empática es esencial para implicar a los pacientes en su tratamiento.

- **Evaluación crítica de los resultados de la IA:** Aunque la IA puede ayudar a proporcionar información y recomendaciones, los profesionales sanitarios siempre deben ser capaces de evaluar críticamente estos resultados para garantizar su precisión y relevancia clínica.

- **Creatividad y resolución de problemas:** La experiencia humana permite la creatividad y el pensamiento crítico para resolver problemas complejos que pueden estar más allá de las capacidades de la IA.

La integración de la IA en la atención sanitaria ofrece muchas oportunidades para mejorar el diagnóstico, el tratamiento y los resultados de los pacientes. Sin embargo, la experiencia humana sigue siendo esencial para complementar las capacidades de la IA y garantizar una asistencia sanitaria de alta calidad, ética y centrada en el paciente. La cohabitación de la IA con la pericia humana sacará el máximo partido de ambos mundos, creando un sistema sanitario más completo y eficiente que sitúe el bienestar del paciente en su centro.

Límites e incertidumbres de los sistemas de IA

Aunque la inteligencia artificial (IA) ofrece muchas oportunidades y promesas en la atención sanitaria, también existen limitaciones e incertidumbres asociadas a su uso. He aquí algunas de las principales limitaciones e incertidumbres de los sistemas de IA en la atención sanitaria:

- **Falta de explicabilidad:** los modelos de IA, en particular las redes neuronales profundas, pueden ser complejos y difíciles de explicar. A los profesionales sanitarios puede resultarles difícil comprender cómo llega la IA a sus conclusiones, lo que puede provocar una pérdida de confianza en su uso.

- **Datos de calidad:** Los sistemas de IA requieren conjuntos de datos de alta calidad para funcionar de forma óptima. Si los datos están incompletos, desequilibrados o contienen errores, esto puede afectar a la precisión y fiabilidad de los resultados de la IA.

- **Sesgos en los datos:** Los datos utilizados para entrenar los modelos de IA pueden contener sesgos y desigualdades que la IA puede reproducir. Esto puede dar lugar a recomendaciones de tratamiento injustas para determinados grupos de pacientes.

- **Limitaciones del diagnóstico:** Aunque la IA puede ser valiosa para ayudar a diagnosticar ciertas afecciones, no puede sustituir a la experiencia humana en todas las situaciones. Algunos diagnósticos pueden ser complejos y requieren una evaluación exhaustiva del paciente por parte de un profesional sanitario.

- **Riesgo de exceso de confianza:** El exceso de confianza en los sistemas de IA puede conducir a una dependencia excesiva de la tecnología, lo que puede dar lugar a errores si los resultados de la IA no son verificados adecuadamente por los profesionales sanitarios.

- **Falta de empatía:** La IA carece de emoción y empatía, lo que puede ser un factor limitante en las interacciones con los pacientes, sobre todo en situaciones emocionales o delicadas.

- **Ciberseguridad y protección de datos:** El uso de la IA en la atención sanitaria implica la recopilación y el uso de grandes cantidades de datos personales de los pacientes. Esto plantea problemas de ciberseguridad y protección de datos, ya que los sistemas de IA pueden ser vulnerables a ataques y violaciones de la privacidad.

- **Coste y accesibilidad:** La implantación de la IA en los centros sanitarios puede ser costosa, lo que puede limitar el acceso a determinados centros o regiones con recursos limitados.

A pesar de estas limitaciones e incertidumbres, es importante reconocer que la IA tiene el potencial de transformar la atención sanitaria de forma positiva. Si comprendemos los límites de la IA y trabajamos de forma responsable y ética, podremos cosechar sus beneficios al tiempo que minimizamos los riesgos potenciales. Un enfoque equilibrado, que integre la experiencia humana y la IA de forma complementaria, puede optimizar los resultados de los pacientes y mejorar la asistencia sanitaria en su conjunto.

Normas éticas para los sistemas de IA en la atención sanitaria

Los sistemas de inteligencia artificial (IA) en la atención sanitaria deben estar sujetos a rigurosas normas éticas para garantizar que se utilizan de forma responsable, justa y segura. He aquí algunas normas éticas importantes a tener en cuenta para los sistemas de IA en la atención sanitaria:

- **Transparencia y explicabilidad:** Los sistemas de IA deben ser transparentes en su funcionamiento y sus decisiones. Los diseñadores de algoritmos deben explicar cómo llega la IA a sus conclusiones para que los profesionales sanitarios y los pacientes puedan entender las razones que hay detrás de estas decisiones.

- **Imparcialidad y ausencia de sesgos:** los sistemas de IA no deben reproducir los sesgos existentes en los datos de entrenamiento. Deben tomarse medidas para garantizar que las recomendaciones de la IA sean justas y no favorezcan indebidamente a determinados grupos de pacientes.

- **Privacidad y protección de datos: Los** datos médicos de los pacientes son muy sensibles y deben tratarse con el máximo respeto a la privacidad. Los sistemas de IA deben diseñarse para garantizar la confidencialidad, seguridad e integridad de los datos.

- **Responsabilidad y rendición de cuentas: Los** desarrolladores y usuarios de sistemas de IA en la atención sanitaria deben rendir cuentas de sus acciones. Deben existir mecanismos de rendición de cuentas para detectar y corregir posibles errores y atender las quejas relacionadas con el uso de la IA.

- **Toma de decisiones compartida: Los** sistemas de IA en la atención sanitaria deben diseñarse para complementar y mejorar la toma de decisiones compartida entre los pacientes y los profesionales sanitarios, no para sustituir este enfoque colaborativo.

- **Uso ético de la IA:** los sistemas de IA en la atención sanitaria deben utilizarse para mejorar la atención y el bienestar de los pacientes, no para perjudicar o explotar a las personas.

- **Formación y educación:** Los profesionales sanitarios y los diseñadores de algoritmos deben recibir formación sobre el uso ético de la IA en la sanidad y sobre la comprensión de sus implicaciones éticas y sociales.

- **Evaluación independiente:** Los sistemas de IA en la atención sanitaria deben ser evaluados de forma independiente para garantizar su cumplimiento ético y su seguridad.

- **Consentimiento informado:** Los pacientes deben ser informados del uso de IA en su atención médica y deben dar su consentimiento informado para este uso.

- **Límites e incertidumbres: Los** límites e incertidumbres de los sistemas de IA en la atención sanitaria deben comunicarse claramente a los profesionales sanitarios y a los pacientes para que puedan tomar decisiones con conocimiento de causa.

Siguiendo estas normas éticas, se puede promover un uso responsable y ético de la IA en la atención sanitaria, garantizando que esta tecnología innovadora beneficie realmente a los pacientes y contribuya a mejorar la atención sanitaria de forma equitativa y sostenible. Es esencial que los implicados en el desarrollo y el uso de la IA en la atención sanitaria trabajen juntos para promover una cultura ética que anteponga el bienestar de los pacientes.

Perspectivas de futuro: La evolución de la IA en la toma de decisiones clínicas

Las perspectivas de futuro de la inteligencia artificial (IA) en la toma de decisiones clínicas son prometedoras y están llenas de posibilidades. La IA seguirá evolucionando y desarrollándose en la atención sanitaria, aportando mejoras significativas en la forma en que los profesionales sanitarios toman decisiones clínicas. He aquí algunas perspectivas clave para el futuro:

- **Mejora de la precisión diagnóstica:** los sistemas de IA seguirán mejorando en la detección precoz y precisa de enfermedades, permitiendo un diagnóstico más rápido y fiable. La IA puede ser especialmente útil para identificar enfermedades raras o complejas.

- **Tratamiento personalizado: La** IA proporcionará una mejor comprensión de la variación interindividual en la respuesta a los tratamientos. Al analizar grandes cantidades de datos médicos, la IA podrá ayudar a personalizar los tratamientos para cada paciente en función de sus características únicas.

- **Mejora de la toma de decisiones compartida:** la IA puede ayudar a los profesionales sanitarios y a los pacientes a facilitar una toma de decisiones compartida más informada. La información proporcionada por la IA puede ayudar a los pacientes

124

a comprender mejor sus opciones de tratamiento y los riesgos asociados, fomentando su participación activa en su propio cuidado.

- **Gestión de enfermedades crónicas:** la IA puede utilizarse para controlar en tiempo real a los pacientes con enfermedades crónicas y ofrecerles recomendaciones de gestión personalizadas. Esto puede ayudar a mejorar el control de la enfermedad y evitar complicaciones.

- **Detección precoz de epidemias:** La IA puede utilizarse para controlar las tendencias epidemiológicas a escala mundial y detectar señales de alerta temprana de posibles brotes. Esto permitirá dar una respuesta más rápida y eficaz a futuras epidemias.

- **Mejor explicación e interpretabilidad:** Los investigadores están trabajando en enfoques para que los modelos de IA sean más explicables e interpretables. Esto permitirá a los profesionales sanitarios comprender mejor las decisiones tomadas por la IA y aumentar su confianza en su uso.

- **Integración perfecta en las prácticas asistenciales:** A medida que la IA progrese, se integrará más en los sistemas sanitarios y en los flujos de trabajo de los profesionales de la salud. El uso de la IA será más fluido e intuitivo, lo que permitirá a los médicos aprovechar todas sus ventajas.

- **Formación y educación:** La IA requerirá una formación continua de los profesionales sanitarios para garantizar un uso adecuado y ético de esta tecnología. Se desarrollarán programas de formación para mejorar las competencias en el uso de la IA en la atención sanitaria.

- **Colaboración con la industria:** la IA seguirá desarrollándose en colaboración con la industria tecnológica, lo que abrirá nuevas oportunidades de innovación y avances en la atención sanitaria.

- **Avances normativos: A medida** que se generalice el uso de la IA en la atención sanitaria, se actualizarán los reglamentos y las normas éticas para garantizar un uso responsable y seguro de la tecnología.

En resumen, la IA representa una importante evolución en la toma de decisiones clínicas que seguirá remodelando las prácticas sanitarias en los próximos años. Centrarse en la ética, la transparencia y la mejora de la atención al paciente será clave para aprovechar todo el potencial de la IA en la atención sanitaria. Colaborando de forma responsable, los profesionales sanitarios y los desarrolladores de IA pueden crear un futuro integrado en el que la IA y la experiencia humana se unan para ofrecer una asistencia sanitaria de alta calidad y centrada en el paciente.

Rastreando epidemias: cómo la IA está ayudando a prevenir las crisis sanitarias mundiales

Introducción a la vigilancia epidemiológica basada en la IA

La introducción de la vigilancia epidemiológica basada en la inteligencia artificial (IA) supone un importante paso adelante en la gestión de las crisis sanitarias mundiales. La vigilancia epidemiológica es el proceso de recopilación, análisis e interpretación continua de datos sanitarios para detectar y controlar los brotes de enfermedades infecciosas y de declaración obligatoria. El uso de la IA en este ámbito aporta muchos beneficios, ya que permite la detección precoz de brotes, una respuesta rápida y una toma de decisiones informada para evitar la propagación de enfermedades.

Cómo funciona la vigilancia epidemiológica basada en la IA :

- **Recogida de datos en tiempo real:** la IA permite recoger datos en tiempo real de diversas fuentes, como historiales médicos electrónicos, sistemas de vigilancia de enfermedades, medios sociales y sensores sanitarios. Estos datos se agregan y analizan para detectar tendencias y desviaciones que podrían indicar la aparición de una epidemia.

- **Detección precoz de epidemias:** Mediante algoritmos de aprendizaje automático, la IA puede identificar anomalías en los datos sanitarios y detectar patrones que podrían indicar el inicio de una epidemia. Esto permite a las autoridades sanitarias tomar medidas rápidas para contener la propagación antes de que se descontrole.

- **Seguimiento de los movimientos de población:** la IA puede rastrear los movimientos de población utilizando datos de geolocalización y transporte. Esto ayuda a predecir la propagación de enfermedades y a identificar las zonas de alto riesgo.

- **Análisis masivo de datos:** la vigilancia epidemiológica basada en la IA puede analizar grandes cantidades de datos en un tiempo récord, lo que permite detectar rápidamente patrones complejos y tendencias epidemiológicas.

- **Modelización de epidemias:** Los algoritmos de IA pueden utilizarse para modelizar la propagación de epidemias y predecir su evolución futura. Esto ayuda a los gestores sanitarios a planificar los recursos necesarios para hacer frente a la crisis.

- **Apoyo a la toma de decisiones:** la IA proporciona información objetiva y análisis en profundidad para ayudar a los responsables a tomar decisiones informadas sobre las medidas de salud pública que deben adoptarse para controlar la epidemia.

- **Sistemas de alerta precoz:** la IA puede integrarse en sistemas de alerta precoz que alerten automáticamente a las autoridades sanitarias de los signos de epidemias inminentes, permitiendo una respuesta rápida.

Ventajas de la vigilancia epidemiológica basada en la IA :

- **Rapidez:** la IA puede analizar grandes cantidades de datos en tiempo real, lo que permite detectar epidemias emergentes y responder a ellas con rapidez.

- **Precisión: Los** algoritmos de aprendizaje automático pueden detectar patrones y tendencias complejos en los datos, mejorando la precisión de la vigilancia epidemiológica.

- **Adaptabilidad:** la IA puede adaptarse rápidamente a los cambios en las epidemias y proporcionar a los gestores sanitarios información actualizada.

- **Planificación eficaz de los recursos:** Al modelizar la propagación de las epidemias, la IA permite una mejor planificación de los recursos y una respuesta más eficaz.

- **Prevenir la propagación:** Al detectar las epidemias en una fase temprana, la IA puede ayudar a evitar que se propaguen a gran escala.

En conclusión, la introducción de la vigilancia epidemiológica basada en la IA representa un gran avance en la gestión de las crisis sanitarias mundiales. Gracias a su capacidad para analizar los datos con rapidez y precisión, la IA desempeña un papel clave en la detección precoz de epidemias, la planificación eficaz de los recursos y la prevención de la propagación de enfermedades. Sin embargo, es importante subrayar que la IA es una herramienta complementaria y no sustituye la experiencia y el criterio de los profesionales sanitarios en la gestión de epidemias.

Recogida y análisis de datos en tiempo real

La recopilación y el análisis de datos en tiempo real son elementos esenciales de la vigilancia epidemiológica basada en la inteligencia artificial (IA). Este enfoque permite detectar rápidamente las tendencias emergentes y las anomalías en los datos sanitarios, lo que facilita la detección precoz de epidemias y la toma rápida de decisiones en materia de salud pública. A continuación le explicamos cómo se consigue la recopilación y el análisis de datos en tiempo real:

Recogida de datos en tiempo real :
- **Sensores sanitarios:** Los sensores sanitarios, como los dispositivos vestibles, los monitores médicos y los dispositivos de monitorización a distancia, pueden recopilar datos en tiempo real sobre las constantes vitales de los pacientes, como la frecuencia cardiaca, la tensión arterial, la temperatura y la saturación de oxígeno.

- **Historias clínicas electrónicas (HCE): Los EMR** permiten almacenar y acceder electrónicamente a los datos médicos de los pacientes. Esto hace que la información sobre visitas médicas, diagnósticos, resultados de laboratorio y tratamientos esté disponible para los profesionales sanitarios en tiempo real.

- **Supervisión de los medios sociales:** la IA puede utilizarse para supervisar los medios sociales en busca de menciones de síntomas de enfermedades o situaciones epidémicas. Esto puede proporcionar pistas sobre posibles brotes de enfermedades.

- **Vigilancia del transporte:** los datos de geolocalización y transporte en tiempo real pueden utilizarse para seguir los movimientos de la población e identficar las zonas con alto riesgo de epidemias.

- **Datos medioambientales: La** recopilación de datos medioambientales, como los niveles de contaminación atmosférica, las condiciones meteorológicas y los datos sobre la calidad del agua, puede ayudar a comprender los factores medioambientales que podrían influir en la propagación de enfermedades.

Análisis de datos en tiempo real :

- **Algoritmos de aprendizaje automático:** la IA utiliza algoritmos de aprendizaje automático para analizar datos en tiempo real y detectar patrones y tendencias. Estos algoritmos pueden identificar desviaciones de las normas y advertir de situaciones potencialmente problemáticas.

- **Modelos predictivos: los** modelos predictivos basados en la IA pueden utilizarse para anticipar la propagación de epidemias. Utilizando datos actuales, estos modelos pueden predecir cómo evolucionará la situación epidemiológica en los próximos días y semanas.

- **Sistemas de alerta precoz:** la IA puede utilizarse para desarrollar sistemas de alerta precoz que detecten rápidamente las epidemias emergentes y envíen alertas a las autoridades sanitarias para una respuesta rápida.

- **Identificación de brotes epidémicos: El** análisis de datos en tiempo real puede utilizarse para identificar zonas geográficas en las que podrían producirse brotes epidémicos, lo que permitiría a los funcionarios sanitarios centrar sus esfuerzos de prevención y control.

- **Supervisión de los comportamientos sanitarios:** El análisis de datos en tiempo real puede utilizarse para supervisar los comportamientos sanitarios de la población, como el uso de los servicios sanitarios, el consumo de medicamentos y el cumplimiento de las medidas preventivas.

En conclusión, la recopilación y el análisis de datos en tiempo real mediante IA desempeñan un papel crucial en la vigilancia epidemiológica y la gestión de las crisis sanitarias. Estos enfoques permiten detectar rápidamente las epidemias emergentes, seguir su propagación, planificar los recursos de forma eficaz y tomar decisiones de salud pública con conocimiento de causa. La capacidad de recopilar y analizar datos en tiempo real permite dar una respuesta más rápida y precisa a las epidemias, ayudando a reducir su impacto en la salud pública.

Identificación precoz de epidemias

La identificación precoz de las epidemias es crucial para prevenir su rápida propagación y adoptar medidas eficaces de salud pública. Gracias al uso de la inteligencia artificial (IA) y a la recopilación de datos en tiempo real, es posible detectar rápidamente las señales de alerta temprana que indican el inicio de una epidemia. He aquí cómo la IA desempeña un papel clave en la identificación precoz de epidemias:

- **Supervisión de datos sanitarios en tiempo real: la IA** puede recopilar, agregar y analizar rápidamente datos sanitarios en tiempo real procedentes de diversas fuentes, como historiales médicos electrónicos, sistemas de vigilancia de enfermedades, medios de comunicación social, sensores sanitarios e informes epidemiológicos. Al analizar estos datos en tiempo real, la IA puede detectar tendencias y desviaciones inusuales que podrían indicar un aumento repentino de los casos de enfermedad.

- **Detección de patrones y tendencias emergentes:** Mediante algoritmos de aprendizaje automático, la IA puede identificar rápidamente patrones y tendencias que podrían ser característicos de una epidemia emergente. Por ejemplo, si se observa un aumento significativo de casos de síntomas similares en una región determinada, la IA puede alertar a las autoridades sanitarias de la posibilidad de una epidemia en curso.

- **Análisis del comportamiento de búsqueda en línea:** la IA puede supervisar el comportamiento de búsqueda en línea de los individuos, como las búsquedas de síntomas de enfermedades o de medidas preventivas. Los cambios significativos en estos comportamientos pueden servir como indicadores tempranos de una epidemia emergente.

- **Uso de sistemas de alerta temprana:** la IA puede integrarse en sistemas de alerta temprana que identifiquen automáticamente las señales de alerta temprana y envíen alertas a los funcionarios sanitarios para que actúen de inmediato.
- **Análisis geoespacial:** la IA puede utilizar datos de geolocalización para controlar los movimientos de la población e identificar las zonas en las que podrían producirse brotes epidémicos. Esto permite una respuesta rápida y específica en estas zonas de alto riesgo.

- **Comparación con datos históricos:** la IA puede analizar los datos históricos sobre epidemias anteriores y compararlos con los datos actuales para detectar cualquier cambio significativo o inusual en los patrones epidemiológicos.
-

Al combinar el poder de la IA con la recopilación de datos en tiempo real, los sistemas de vigilancia epidemiológica pueden ser mucho más receptivos y eficaces en la identificación precoz de epidemias. Esto permite a los funcionarios sanitarios actuar con rapidez para contener la propagación de la enfermedad, aislar los casos confirmados y aplicar las medidas de prevención adecuadas. La identificación precoz de las epidemias desempeña un papel clave en la prevención de las grandes crisis sanitarias, y la IA ofrece una valiosa herramienta para reforzar esta capacidad de detección precoz y reaccionar con rapidez para proteger la salud pública.

Modelización predictiva de epidemias

La modelización predictiva de epidemias es una potente aplicación de la inteligencia artificial (IA) en el campo de la salud pública. Este enfoque utiliza algoritmos de aprendizaje automático para analizar datos epidemiológicos históricos y en tiempo real con el fin de predecir la evolución futura de una epidemia. La modelización predictiva desempeña un papel crucial en la toma de decisiones en materia de salud pública, ya que permite a las autoridades sanitarias planificar y aplicar medidas de prevención y control de una forma más informada y proactiva. He aquí cómo se consigue la modelización predictiva de epidemias utilizando la IA:

- **Recopilación de datos epidemiológicos:** La elaboración de modelos predictivos comienza con la recopilación de datos epidemiológicos, como el número de casos confirmados, el número de muertes, la geolocalización de los casos, los factores de riesgo, las tasas de propagación, etcétera. Estos datos pueden proceder de diversas fuentes, como los sistemas de vigilancia de enfermedades, los informes epidemiológicos, los historiales médicos electrónicos y las bases de datos gubernamentales.

- **Preprocesamiento de datos:** Antes de aplicar algoritmos de aprendizaje automático, los datos epidemiológicos deben preprocesarse para eliminar los valores atípicos, rellenar los datos que faltan y normalizar los datos para garantizar la calidad y coherencia de los datos utilizados para el análisis.

- **Selección de características:** Los datos epidemiológicos pueden contener numerosas variables y características. La IA puede utilizarse para seleccionar las características más relevantes para el análisis y la predicción, mejorando la precisión del modelo.

- **Modelos predictivos:** Mediante algoritmos de aprendizaje automático, se construyen modelos predictivos a partir de datos epidemiológicos históricos. Estos modelos pueden basarse en diversos algoritmos, como redes neuronales, bosques aleatorios, máquinas de vectores soporte, etc.

- **Validación de modelos:** Los modelos predictivos deben validarse utilizando datos independientes para evaluar su precisión y fiabilidad en la predicción de epidemias.

- **Previsión de la evolución de la epidemia:** Una vez validados los modelos de predicción, se utilizan para prever la evolución futura de la epidemia. Estas previsiones pueden incluir proyecciones sobre el número de casos futuros, la propagación geográfica, la duración de la epidemia, etc.

- **Planificación de medidas de salud pública:** Las previsiones generadas por la modelización predictiva ayudan a los gestores sanitarios a planificar y aplicar las medidas de salud pública adecuadas para controlar la epidemia. Éstas pueden incluir campañas de vacunación, medidas de cuarentena, restricciones a los viajes, etc.

-

Gracias a la IA, la modelización predictiva de epidemias puede llevarse a cabo de forma más rápida, precisa y proactiva. Permite a los gestores sanitarios tomar decisiones con conocimiento de causa para proteger la salud pública, prevenir la propagación de enfermedades y gestionar mejor las crisis sanitarias. La modelización predictiva es una valiosa herramienta en la caja de herramientas de los profesionales sanitarios para hacer frente a los retos que plantean las epidemias y ayudar a salvar vidas.

Vigilancia de la salud pública mundial

La vigilancia de la salud pública mundial es un área crucial para detectar, prevenir y responder a amenazas sanitarias globales como epidemias, pandemias y enfermedades infecciosas emergentes. El uso de la inteligencia artificial (IA) en la vigilancia de la salud pública mundial aporta importantes beneficios al mejorar la recopilación y el análisis de datos a gran escala, la detección precoz de epidemias y la coordinación internacional de los esfuerzos de salud pública. He aquí cómo la IA está desempeñando un papel clave en la vigilancia de la salud pública mundial:

- **Recopilación de datos a gran escala:** la IA facilita la recopilación, la agregación y el análisis de datos sanitarios procedentes de múltiples fuentes geográficamente dispersas. Esto incluye los sistemas de vigilancia de enfermedades, los historiales médicos electrónicos, las bases de datos gubernamentales, los informes epidemiológicos, las redes sociales y los sensores sanitarios, entre otros. Esta recopilación de datos a gran escala permite comprender mejor las tendencias sanitarias mundiales e identificar los problemas sanitarios emergentes.

- **Detección precoz de epidemias: La** IA se utiliza para analizar datos epidemiológicos en tiempo real y detectar señales de alerta temprana de una epidemia emergente. Los modelos predictivos basados en la IA pueden identificar tendencias anormales y patrones inusuales en los datos, lo que permite la detección precoz de posibles epidemias.

- **Vigilancia de los viajes internacionales:** la IA puede vigilar los viajes internacionales a gran escala, como los viajes aéreos, para identificar los riesgos de una rápida propagación de enfermedades entre países. Esto permite a los funcionarios sanitarios tomar medidas preventivas para limitar la propagación transfronteriza de enfermedades.

- **Análisis geoespacial:** la IA utiliza datos de geolocalización para cartografiar la propagación de enfermedades, identificar las zonas de alto riesgo y evaluar la eficacia de las medidas de control aplicadas.

- **Supervisión de los medios sociales:** la IA se utiliza para supervisar los medios sociales y las plataformas en línea con el fin de detectar rápidamente menciones de síntomas de enfermedades, señales de alarma y posibles rumores sobre cuestiones de salud pública.

- **Colaboración internacional:** la IA facilita la colaboración y el intercambio de información entre los organismos de salud pública de todo el mundo. Permite una coordinación rápida y eficaz de los esfuerzos para prevenir, controlar y responder a las amenazas sanitarias mundiales.

- **Preparación para las crisis sanitarias:** la IA se utiliza para simular escenarios epidémicos y evaluar la eficacia de las estrategias de respuesta. Esto facilita la preparación para las crisis sanitarias y el desarrollo de planes de respuesta adecuados.

Con la vigilancia de la salud pública mundial basada en la IA, los funcionarios sanitarios pueden comprender mejor las tendencias sanitarias mundiales, detectar rápidamente las epidemias emergentes, coordinar los esfuerzos internacionales de salud pública y prepararse mejor para las crisis sanitarias. La IA ofrece una oportunidad única para reforzar la vigilancia de la salud pública mundial, mejorar la respuesta a las emergencias sanitarias mundiales y proteger la salud y el bienestar de las poblaciones de todo el mundo.

Intervención y respuesta a las epidemias

La intervención y la respuesta ante epidemias son pasos esenciales para contener la propagación de enfermedades infecciosas y minimizar su impacto en la salud pública. El uso de la inteligencia artificial (IA) en la intervención y respuesta ante epidemias ofrece muchas ventajas, como la detección precoz, la gestión eficaz de los recursos, la planificación estratégica y la rápida coordinación de los esfuerzos de salud pública. He aquí cómo la IA está desempeñando un papel clave en la respuesta e intervención ante epidemias:

- **Detección precoz de epidemias:** Al analizar los datos epidemiológicos en tiempo real, la IA permite la detección precoz de epidemias emergentes. Los algoritmos de aprendizaje automático pueden identificar tendencias anormales y patrones inusuales en los datos, alertando a las autoridades sanitarias de la posibilidad de una epidemia en curso.

- **Gestión de recursos:** la IA puede ayudar a optimizar la gestión de recursos durante una epidemia. Puede predecir el número de casos futuros, la necesidad de camas hospitalarias, medicamentos, equipos de protección personal, etc., lo que permite a las autoridades sanitarias planificar y distribuir los recursos con mayor eficacia.

- **Identificación de brotes epidémicos:** la IA utiliza el análisis geoespacial para identificar las zonas geográficas en las que se están formando brotes epidémicos. Esto permite dirigir las intervenciones de salud pública a estas zonas de alto riesgo.

- **Seguimiento de contactos:** La IA puede utilizarse para rastrear los contactos de los casos confirmados de una enfermedad infecciosa, lo que facilita la rápida detección de nuevos casos y la aplicación de medidas de cuarentena selectivas.

- **Modelización de la propagación de la epidemia:** la IA puede modelizar la propagación de la epidemia utilizando datos epidemiológicos actuales y pasados. Esto permite hacer predicciones sobre cómo podría evolucionar la epidemia en los próximos días y semanas, ayudando a los funcionarios sanitarios a tomar decisiones con conocimiento de causa.

- **Toma de decisiones informada:** la IA proporciona información objetiva y análisis en profundidad para ayudar a los responsables a tomar decisiones informadas sobre las medidas de salud pública que deben aplicarse para controlar la epidemia.

- **Comunicación y sensibilización:** la IA puede utilizarse para difundir información actualizada sobre la epidemia, las medidas de prevención y los recursos disponibles. Esto contribuye a sensibilizar a la opinión pública y a fomentar la cooperación en la lucha contra la epidemia.

- **Supervisión de la respuesta:** la IA permite supervisar la eficacia de las medidas de salud pública aplicadas y proporcionar información en tiempo real a los gestores sanitarios, lo que permite ajustar rápidamente las estrategias de respuesta en caso necesario.

Combinando la IA con la experiencia de los profesionales sanitarios, las intervenciones y las respuestas a las epidemias pueden ser más rápidas, más precisas y adaptarse mejor a los retos sanitarios a los que se enfrentan las poblaciones. La IA ofrece un valioso apoyo en la gestión de las crisis sanitarias y ayuda a salvar vidas al permitir una respuesta más eficaz y coordinada a las epidemias. Sin embargo, es importante señalar que la IA es una herramienta complementaria y no sustituye a la experiencia humana en la toma de decisiones y la ejecución de las intervenciones de salud pública.

Retos de la vigilancia epidemiológica basada en la IA

La vigilancia epidemiológica basada en la inteligencia artificial (IA) ofrece muchas ventajas, pero también se enfrenta a importantes retos. He aquí algunos de los principales retos de la vigilancia epidemiológica basada en la IA:

- **Calidad de los datos :** **La calidad** de los datos es esencial para una vigilancia epidemiológica eficaz. La IA depende de datos precisos, completos y fiables para producir análisis y predicciones pertinentes. Sin embargo, en ocasiones los datos epidemiológicos pueden ser incompletos, sesgados o erróneos, lo que puede afectar a la fiabilidad de los resultados de la IA.

- **Protección de la privacidad: La** vigilancia epidemiológica basada en la IA implica a menudo la recopilación y el análisis de grandes cantidades de datos sanitarios personales. Es esencial garantizar la protección de la privacidad individual al tiempo que se permite el uso de los datos con fines de salud pública.

- **Complejidad de los modelos:** los modelos de IA utilizados para la vigilancia epidemiológica pueden ser complejos y requerir conocimientos especializados para su desarrollo e interpretación. La complejidad de los modelos puede dificultar su uso por parte de los profesionales sanitarios y los responsables de la toma de decisiones que no estén familiarizados con la IA.

141

- **Falta de datos:** En algunas regiones del mundo, sobre todo en los países en desarrollo, puede haber una falta de datos epidemiológicos disponibles para alimentar los modelos de IA. Esto puede limitar la eficacia de la vigilancia epidemiológica basada en la IA en estas regiones.

- **Interpretabilidad de los resultados:** los modelos de IA, como las redes neuronales profundas, pueden ser difíciles de interpretar. A menudo es difícil comprender exactamente cómo la IA ha tomado una decisión o producido un resultado, lo que puede suponer un obstáculo para la aceptación y el uso de la IA en la vigilancia epidemiológica.

- **Recursos financieros y tecnológicos:** La implantación de la vigilancia epidemiológica basada en la IA puede requerir importantes recursos financieros y tecnológicos. No todas las regiones del mundo disponen de los recursos necesarios para adoptar y desplegar plenamente estas tecnologías.

- **Integración con los sistemas sanitarios existentes: La integración** de la IA en los sistemas sanitarios existentes puede suponer un reto, sobre todo en los centros sanitarios que aún no están preparados para adoptar plenamente estas nuevas tecnologías.

- **Respuesta rápida a las epidemias:** Aunque la IA puede ayudar a detectar epidemias emergentes, es esencial poder actuar con rapidez y eficacia para controlar la propagación de la enfermedad. La IA debe utilizarse junto con una coordinación eficaz de los sistemas sanitarios y las autoridades sanitarias para garantizar una respuesta rápida.

A pesar de estos retos, la integración de la IA en la vigilancia epidemiológica ofrece un enorme potencial para mejorar la detección precoz de epidemias, la gestión de recursos y la planificación estratégica. Al superar estos retos, la IA puede convertirse en una valiosa herramienta en la lucha contra las enfermedades infecciosas y contribuir a mejorar la salud pública a escala mundial. Sin embargo, es importante seguir evaluando y mejorando continuamente los enfoques basados en la IA para garantizar su eficacia y utilidad en la práctica de la salud pública.

Prepararse para futuras pandemias

Prepararse para futuras pandemias es una de las principales prioridades de los funcionarios de salud pública y los responsables de la toma de decisiones de todo el mundo. La inteligencia artificial (IA) desempeña un papel clave en esta preparación al mejorar las capacidades de detección precoz, respuesta rápida y gestión eficaz de los recursos. He aquí cómo la IA puede ayudar a prepararse para futuras pandemias:

- **Vigilancia epidemiológica avanzada: la IA** permite la vigilancia epidemiológica avanzada mediante el análisis en tiempo real de datos epidemiológicos procedentes de múltiples fuentes. Al identificar rápidamente las señales de alerta temprana, la IA puede ayudar a detectar y predecir epidemias emergentes antes de que se descontrolen.

- **Modelización predictiva:** la IA puede modelizar la propagación potencial de una pandemia utilizando datos epidemiológicos históricos y en tiempo real. Esto permite a los responsables de la toma de decisiones comprender mejor los posibles patrones de propagación y anticipar las necesidades de recursos y respuesta.

143

- **Simulación de escenarios:** La IA puede utilizarse para simular escenarios de brotes con el fin de comprender mejor cómo podría evolucionar una pandemia y qué medidas de salud pública serían más eficaces para hacerle frente. Esto ayuda a desarrollar planes de respuesta bien informados y a predecir las consecuencias de las diferentes acciones.

- **Desarrollo de vacunas y tratamientos:** La IA puede acelerar el proceso de descubrimiento y desarrollo de nuevas vacunas y tratamientos analizando rápidamente grandes cantidades de datos científicos e identificando posibles dianas farmacológicas.

- **Vigilancia de los viajes internacionales:** la IA puede vigilar los viajes internacionales y los desplazamientos aéreos para detectar posibles riesgos de rápida propagación de la enfermedad entre los países. Esto ayuda a poner en marcha medidas de control fronterizo para limitar la propagación de la pandemia.

- **Comunicación y sensibilización:** la IA puede utilizarse para difundir rápidamente información actualizada sobre la pandemia, las medidas de prevención y los recursos disponibles. Esto ayuda a concienciar a la población y a promover un comportamiento responsable.

- **Coordinación de esfuerzos internacionales:** la IA facilita la coordinación internacional de los esfuerzos de salud pública al permitir el intercambio rápido de información y datos entre países. Esto permite una respuesta más coordinada y eficaz a las pandemias que cruzan fronteras.

- **Formación y preparación de los profesionales sanitarios:** la IA puede utilizarse para desarrollar programas de formación en línea y simulaciones que preparen a los profesionales sanitarios para hacer frente a una pandemia. Esto ayuda a reforzar las habilidades y los conocimientos necesarios para afrontar los retos de una pandemia.

Si preparamos los sistemas sanitarios utilizando la IA y desarrollamos estrategias de respuesta anticipatoria, podremos estar mejor preparados para hacer frente a futuras pandemias. La IA ofrece una oportunidad única para mejorar la preparación, la detección precoz y la gestión de las pandemias, ayudando a proteger la salud pública y a salvar vidas en futuras crisis sanitarias. Sin embargo, es esencial seguir invirtiendo en la investigación y el desarrollo de la IA en la sanidad pública para maximizar sus beneficios en la preparación para futuras pandemias.

Perspectivas de futuro : La evolución de la vigilancia epidemiológica gracias a la IA

Las perspectivas de futuro para el desarrollo de la vigilancia epidemiológica mediante el uso de la inteligencia artificial (IA) son muy prometedoras. La IA seguirá desempeñando un papel crucial en la preparación, detección precoz, respuesta rápida y gestión de futuras pandemias, así como en la mejora general de la salud pública. He aquí algunas áreas clave en las que la IA podría aportar mejoras significativas a la vigilancia epidemiológica:

- **Modelos de predicción mejorados: Los modelos** de IA utilizados para predecir la propagación de epidemias serán cada vez más sofisticados y tendrán en cuenta más variables y factores de riesgo. La integración de datos procedentes de múltiples fuentes, como datos medioambientales, redes sociales, sensores de salud vestibles, etc., permitirá realizar predicciones más precisas y en tiempo real.

- **Utilización de datos no estructurados:** La IA permitirá hacer un mejor uso de los datos no estructurados, como textos médicos, imágenes y vídeos, para enriquecer la vigilancia epidemiológica. Por ejemplo, el análisis de imágenes radiológicas podría ayudar a identificar rápidamente las características específicas de las enfermedades infecciosas.

- **Vigilancia en tiempo real:** la IA facilitará la implantación de sistemas de vigilancia en tiempo real, en los que los datos epidemiológicos se recojan y analicen continuamente, lo que permitirá una detección aún más rápida de las epidemias emergentes y una respuesta más rápida.

- **IA conversacional y chatbots:** La IA conversacional, como los chatbots, podría utilizarse para proporcionar información y consejos personalizados a las personas sobre medidas preventivas, síntomas a los que prestar atención, centros de detección, etc. Esto ayudaría a concienciar a la población y a responder rápidamente a las preguntas. Esto ayudaría a concienciar a la población y a responder rápidamente a las preguntas.

- **Mejora de la integración de datos:** La IA facilitará la integración de datos procedentes de diferentes sistemas sanitarios y fuentes heterogéneas. Esto permitirá un análisis más global de las epidemias, identificando las tendencias epidemiológicas que traspasan las fronteras geográficas e institucionales.

- **Utilización del aprendizaje por refuerzo:** El **aprendizaje por refuerzo** podría aplicarse para optimizar las intervenciones de salud pública probando diferentes estrategias y ajustando continuamente las acciones en función de los resultados obtenidos.

- **Medicina de precisión:** la IA permitirá un enfoque más personalizado de la salud, en el que las personas podrán beneficiarse de recomendaciones sanitarias basadas en sus características genéticas, su historial médico y su estilo de vida, lo que podría ayudar a prevenir y gestionar las enfermedades con mayor eficacia.

- **Inteligencia colectiva:** la IA también puede facilitar la colaboración entre expertos en salud pública de todo el mundo, permitiendo compartir rápidamente datos, modelos y estrategias de intervención para hacer frente a las epidemias mundiales.

Sin embargo, para hacer plenamente realidad estas perspectivas de futuro, es necesario superar retos como la confidencialidad y la seguridad de los datos, la interpretabilidad de los modelos, la aceptación por parte de los profesionales sanitarios y el público en general, y el acceso equitativo a las tecnologías de IA en todo el mundo. Invirtiendo en investigación, formación e infraestructuras, podemos hacer de la IA una poderosa herramienta para mejorar la vigilancia epidemiológica y reforzar nuestra capacidad para afrontar los retos futuros de la salud pública.

Algoritmos para salvar vidas: cómo la IA está revolucionando las urgencias médicas

Introducción a las emergencias médicas y a la IA

La introducción de la inteligencia artificial (IA) en el campo de las emergencias médicas promete revolucionar la forma de atender a los pacientes en situaciones críticas. Las urgencias médicas son situaciones en las que una intervención médica rápida y precisa es esencial para preservar la vida y la salud de los pacientes. La IA puede desempeñar un papel clave en la mejora de la gestión de las emergencias médicas, proporcionando una asistencia rápida y precisa a los profesionales sanitarios y mejorando los resultados de los pacientes. He aquí algunos aspectos clave de la introducción de la IA en las emergencias médicas:

- **Detección precoz de emergencias:** la IA puede utilizarse para analizar en tiempo real las constantes vitales de los pacientes, como la frecuencia cardiaca, la presión sanguínea, la temperatura, etc., para detectar signos precoces de sufrimiento médico. Esto permite una intervención precoz y podría ayudar a prevenir complicaciones graves.

- **Predicción de resultados:** la IA puede utilizarse para predecir los resultados de los pacientes en situaciones de emergencia, utilizando modelos predictivos basados en datos médicos anteriores. Esto puede ayudar a los profesionales sanitarios a tomar decisiones informadas sobre tratamientos e intervenciones.

- **Apoyo al diagnóstico:** la IA puede utilizarse como herramienta de apoyo al diagnóstico en urgencias médicas analizando los datos del paciente y proporcionando sugerencias sobre las posibles causas de los síntomas que presenta. Esto puede ayudar a los médicos a realizar un diagnóstico más rápido y preciso.

- **Optimización del triaje:** la IA puede utilizarse para optimizar el triaje de pacientes en los servicios de urgencias, identificando a los pacientes más críticos que requieren atención inmediata y ayudando a asignar los recursos en función de la gravedad.

- **Asistencia en procedimientos médicos:** la IA puede utilizarse para ayudar a los médicos en procedimientos médicos complejos, como la intubación o la colocación de catéteres, proporcionando información en tiempo real sobre la posición y orientación de los instrumentos médicos.

- **Apoyo a la toma de decisiones:** la IA puede utilizarse para ofrecer recomendaciones a los médicos basadas en datos específicos de los pacientes y en las mejores prácticas médicas. Esto puede ayudar a los médicos a tomar decisiones rápidas e informadas durante las emergencias.

- **Formación y simulación:** la IA puede utilizarse para desarrollar simulaciones de emergencias médicas, permitiendo a los profesionales sanitarios practicar la gestión de situaciones críticas en un entorno seguro y controlado.

- **Comunicación y coordinación:** la IA puede facilitar la comunicación y la coordinación entre los distintos miembros del equipo médico durante las emergencias, proporcionando información en tiempo real sobre el estado del paciente y las medidas que se están tomando.

La introducción de la IA en las emergencias médicas tiene el potencial de transformar la forma en que gestionamos las situaciones de emergencia y mejorar la atención a los pacientes cuando más lo necesitan. Sin embargo, es importante señalar que la IA no sustituye a los profesionales sanitarios, sino que les ayuda y apoya en su toma de decisiones y en la gestión de las emergencias. La IA es una herramienta poderosa que, utilizada de forma responsable, puede mejorar significativamente la calidad de la atención de urgencias y salvar vidas.

Detección precoz de emergencias médicas

La detección precoz de las emergencias médicas es un aspecto crucial de la atención sanitaria, ya que permite una intervención rápida y adecuada para preservar la vida y la salud de los pacientes. La introducción de la inteligencia artificial (IA) en este ámbito tiene el potencial de mejorar significativamente la detección precoz de las emergencias médicas mediante el análisis de los datos de los pacientes en tiempo real y la identificación de señales de alerta temprana. He aquí algunas de las formas en que la IA puede contribuir a la detección precoz de las emergencias médicas:

- **Análisis de las constantes vitales:** la IA puede analizar en tiempo real las constantes vitales de los pacientes, como la frecuencia cardiaca, la tensión arterial, la temperatura y la saturación de oxígeno.

Puede detectar variaciones anormales en las constantes vitales que podrían indicar un estado crítico, lo que permite una intervención rápida.

- **Procesamiento continuo de datos:** la IA es capaz de procesar continuamente grandes cantidades de datos procedentes de monitores médicos, sensores portátiles y otras fuentes. Esto permite realizar un seguimiento continuo de los pacientes, lo que resulta esencial para detectar rápidamente los cambios en su estado de salud.

- **Modelos predictivos:** la IA puede utilizar modelos predictivos basados en datos médicos anteriores para anticipar el riesgo de complicaciones o deterioro en un paciente determinado. Esto ayuda a los profesionales sanitarios a tomar medidas preventivas para evitar urgencias.

- **Detección de tendencias:** la IA puede detectar tendencias a largo plazo en los datos de los pacientes, como un deterioro gradual de su estado de salud. Esta detección precoz de cambios graduales puede ser crucial para prevenir emergencias médicas.

- **Identificación de patrones complejos: La IA** puede identificar patrones complejos y sutiles en los datos de los pacientes que podrían indicar una emergencia inminente. Estos patrones pueden ser difíciles de detectar para los humanos, pero la IA puede identificarlos rápidamente.

- **Integración de datos heterogéneos:** la IA puede integrar datos heterogéneos de distintas fuentes, como historiales médicos electrónicos, imágenes médicas e información genética. Este enfoque holístico ayuda a comprender mejor el estado de salud de un paciente y a anticipar posibles riesgos.

- **Alertas preventivas:** la IA puede generar alertas preventivas para los profesionales sanitarios cuando los datos de un paciente indican un deterioro inminente. Esto permite a los médicos y enfermeras intervenir rápidamente y proporcionar cuidados de emergencia antes de que la situación empeore.

- **Utilización de datos en tiempo real:** la IA puede utilizar datos en tiempo real para detectar emergencias médicas en cuanto se producen. Esto es especialmente importante en situaciones de emergencia en las que cada minuto cuenta.

Al integrar la IA en la detección precoz de emergencias médicas, los profesionales sanitarios pueden beneficiarse de una valiosa ayuda para tomar decisiones rápidas e informadas. Esto puede salvar vidas y mejorar los resultados de los pacientes en situaciones críticas. Sin embargo, es importante señalar que la IA debe utilizarse de forma responsable y junto con los conocimientos médicos humanos, ya que no puede sustituir al juicio clínico de los profesionales sanitarios.

Clasificación y asignación de recursos

El triaje y la asignación de recursos son elementos esenciales en la gestión de las emergencias médicas, sobre todo en situaciones de crisis en las que los recursos pueden ser limitados. La introducción de la inteligencia artificial (IA) en este ámbito ofrece oportunidades para mejorar la eficacia y la precisión del triaje, así como para optimizar la asignación de recursos con el fin de satisfacer las necesidades de los pacientes con mayor eficacia. A

153

continuación le explicamos cómo puede contribuir la IA al triaje y la asignación de recursos:

- **Triaje precoz y preciso: la IA** puede ayudar a evaluar con rapidez y precisión la gravedad de los pacientes en cuanto llegan a urgencias. Analizando las constantes vitales, los síntomas y el historial médico de los pacientes, la IA puede clasificarlos según su nivel de urgencia y prioridad de tratamiento.

- **Algoritmos de triaje personalizados: la** IA puede utilizar algoritmos de triaje personalizados que tienen en cuenta las características individuales de cada paciente para evaluar la gravedad de su afección. Esto permite adaptar el triaje a las necesidades específicas de cada paciente.

- **Predicción de la gravedad:** la IA puede predecir la gravedad probable del estado de un paciente basándose en datos médicos anteriores y en modelos predictivos. Esto permite a los profesionales sanitarios tomar decisiones informadas sobre la asignación de recursos anticipándose a las necesidades futuras.

- **Optimización de los recursos:** la IA puede ayudar a optimizar la asignación de recursos en función de la gravedad de los casos. Por ejemplo, puede ayudar a determinar qué pacientes requieren hospitalización inmediata, qué pacientes pueden ser tratados de forma ambulatoria y qué pacientes pueden ser atendidos en casa.

- **Equidad en la asignación de recursos:** la IA puede utilizarse para garantizar que los recursos se asignan de forma equitativa, teniendo en cuenta las necesidades de todos los pacientes, independientemente de su origen social, raza o situación económica.

- **Gestión de la disponibilidad de camas:** la IA puede ayudar a gestionar la disponibilidad de camas hospitalarias en tiempo real, pronosticando las necesidades futuras y optimizando los flujos de pacientes para evitar cuellos de botella.

- **Predecir los recursos necesarios:** la IA puede predecir los recursos médicos necesarios basándose en la gravedad de los casos y las tendencias epidemiológicas. Esto permite una planificación proactiva y un uso eficiente de los recursos.

- **Reasignación dinámica de recursos:** la IA puede ayudar en la reasignación dinámica de recursos en función de las necesidades cambiantes de los pacientes. Por ejemplo, puede ayudar a reasignar personal o equipos médicos en tiempo real para responder a emergencias críticas.

Utilizando la IA para el triaje y la asignación de recursos, las instituciones sanitarias pueden mejorar la gestión de los pacientes en situaciones de emergencia, optimizar el uso de recursos limitados y mejorar los resultados clínicos. Sin embargo, es importante señalar que la IA debe utilizarse de forma responsable y ética, teniendo en cuenta que la decisión final siempre debe ser tomada por los profesionales sanitarios teniendo en cuenta el contexto específico y el estado del paciente. La IA es una herramienta poderosa que, utilizada con prudencia, puede ayudar a mejorar la asistencia sanitaria en situaciones de emergencia.

Mejorar la eficacia de los protocolos de emergencia

La introducción de la inteligencia artificial (IA) en los protocolos de urgencias médicas promete mejorar significativamente su eficacia, lo que puede traducirse en resultados clínicos más favorables para los pacientes y un mejor uso de los recursos médicos. A continuación le explicamos cómo la IA puede contribuir a mejorar la eficacia de los protocolos de urgencias:

- **Análisis rápido de datos: La IA** puede analizar rápidamente grandes cantidades de datos procedentes de múltiples fuentes, como las constantes vitales del paciente, los resultados de las pruebas de laboratorio, las imágenes médicas y los historiales médicos electrónicos. Mediante sofisticados algoritmos, la IA puede extraer información relevante en tiempo real, lo que permite una rápida evaluación del estado del paciente.

- **Asistencia en el diagnóstico:** la IA puede proporcionar una valiosa ayuda a los médicos sugiriendo posibles diagnósticos basados en los datos del paciente y los síntomas presentados. Esto permite a los médicos ahorrar tiempo a la hora de realizar un diagnóstico e iniciar rápidamente el tratamiento adecuado.

- **Toma de decisiones informada:** Utilizando modelos predictivos basados en datos médicos anteriores, la IA puede ayudar a los médicos a tomar decisiones informadas sobre tratamientos e intervenciones. Esto optimiza la atención al paciente.

- **Triaje optimizado:** la IA puede ayudar a optimizar el triaje de los pacientes en cuanto llegan a urgencias, evaluando rápidamente la gravedad de su estado. Esto permite asignar los recursos en función de la urgencia de cada caso, mejorando la eficacia global de la atención al paciente.

- **Asistencia durante procedimientos médicos:** la IA puede utilizarse como ayuda durante procedimientos médicos complejos, como la intubación o la cirugía, proporcionando información en tiempo real sobre la posición y orientación de los instrumentos médicos.

- **Gestión de la disponibilidad de camas:** la IA puede predecir las futuras necesidades de camas hospitalarias basándose en las tendencias epidemiológicas y los datos de los pacientes. Esto permite gestionar mejor la disponibilidad de camas y optimizar los flujos de pacientes.

- **Detección precoz de complicaciones:** La IA puede detectar signos precoces de complicaciones en los pacientes, lo que permite una intervención rápida para prevenir problemas de salud más graves.

- **Simulación y formación:** la IA puede utilizarse para desarrollar simulaciones de emergencias médicas, lo que permite a los profesionales sanitarios formarse en la gestión de situaciones críticas en un entorno seguro y controlado. Esto mejora su capacidad de respuesta y su preparación en situaciones de emergencia reales.

Al mejorar la eficacia de los protocolos de emergencia, la IA puede ayudar a salvar vidas y mejorar los resultados de los pacientes en situaciones críticas. Sin embargo, es importante señalar que la IA no sustituye a los profesionales sanitarios, sino que les ayuda y apoya en su toma de decisiones y en la gestión de las emergencias. La

157

IA es una herramienta poderosa que, cuando se utiliza de forma responsable y junto con los conocimientos médicos humanos, puede mejorar significativamente la calidad de la atención de urgencias.

Integración de tecnologías de IA en las ambulancias

La integración de tecnologías de inteligencia artificial (IA) en las ambulancias puede transformar la prestación de cuidados de urgencia al mejorar la detección precoz de las emergencias médicas, proporcionar asistencia a los profesionales sanitarios y optimizar el uso de los recursos médicos. A continuación le explicamos cómo puede integrarse la IA en las ambulancias para mejorar la atención de urgencias:

- **Monitorización en tiempo real:** Las ambulancias equipadas con dispositivos de monitorización médica en tiempo real pueden recoger las constantes vitales de los pacientes y transmitir estos datos a un sistema de IA. La IA puede analizar estos datos en tiempo real para detectar los primeros signos de sufrimiento médico y alertar al equipo médico en caso de emergencia.

- **Apoyo al diagnóstico: la IA** puede utilizarse como herramienta de apoyo al diagnóstico en las ambulancias. Analizando los datos del paciente, la IA puede ofrecer sugerencias sobre posibles diagnósticos y recomendaciones de tratamiento, ayudando a los profesionales sanitarios a tomar decisiones informadas durante el transporte del paciente.

- **Triaje optimizado: la IA** puede ayudar a optimizar e triaje de los pacientes en cuanto son recogidos en la ambulancia. Al evaluar rápidamente la gravedad de los pacientes, la IA puede ayudar al equipo médico a asignar los recursos adecuadamente, dando prioridad a los pacientes más críticos para su traslado a los centros sanitarios adecuados.

- **Transferencia de información en tiempo real: la IA** puede facilitar la transmisión de información importante entre la ambulancia y el centro sanitario de destino. Por ejemplo, la IA puede informar al equipo médico del hospital del estado del paciente y de las intervenciones ya realizadas en la ambulancia, lo que permite una atención más fluida a la llegada al hospital.

- **Orientación durante los procedimientos médicos:** la IA puede utilizarse para proporcionar información en tiempo real a los profesionales sanitarios durante los procedimientos médicos de urgencia, como la intubación o la administración de fármacos. Esto puede ayudar a mejorar la precisión y la seguridad de estos procedimientos críticos.

- **Predecir las necesidades de recursos:** la IA puede predecir los recursos médicos necesarios para cada emergencia, lo que permite planificar mejor el transporte y la recepción de pacientes en los centros sanitarios.

- **Formación y simulación:** la IA puede utilizarse para desarrollar simulaciones de emergencias médicas en ambulancias, lo que permitirá a los profesionales sanitarios formarse en la gestión de situaciones críticas en un entorno seguro y controlado.

La integración de tecnologías de IA en las ambulancias puede ayudar a mejorar la atención de urgencias al permitir una detección más rápida de las emergencias médicas, proporcionar asistencia a los profesionales sanitarios durante las intervenciones y optimizar el uso de los recursos médicos. Sin embargo, es esencial garantizar que estas tecnologías se utilicen de forma responsable y ética, teniendo en cuenta que la IA debe complementar siempre la experiencia y el juicio clínico de los profesionales sanitarios. La IA ofrece un potencial considerable para mejorar la atención de urgencias y salvar vidas, pero debe utilizarse con precaución y respetando los principios éticos y la seguridad de los pacientes.

Retos y límites del uso de la IA en emergencias médicas

El uso de la inteligencia artificial (IA) en las emergencias médicas ofrece muchas ventajas, pero también se enfrenta a una serie de retos y limitaciones que deben tenerse en cuenta para una aplicación segura y eficaz. Algunos de los principales retos y limitaciones son:

- **Fiabilidad de los datos:** La IA depende de datos precisos y fiables para tomar decisiones informadas. Si los datos entrantes son incompletos, erróneos o sesgados, pueden producirse errores en las predicciones y recomendaciones de la IA, lo que puede tener graves consecuencias en situaciones de emergencia.

- **Complejidad de las situaciones de urgencia:** Las urgencias médicas pueden ser complejas y variadas, y cada paciente es único. A veces, la IA puede tener dificultades para gestionar la diversidad de casos y ofrecer recomendaciones adecuadas en situaciones inusuales o inesperadas.

- **Responsabilidad y toma de decisiones:** Aunque la IA puede proporcionar sugerencias y predicciones basadas en datos anteriores, la responsabilidad última de la toma de decisiones sigue recayendo en los profesionales sanitarios. Por lo tanto, los médicos deben ser capaces de comprender las razones que subyacen a las recomendaciones de la IA y tomar decisiones informadas teniendo en cuenta el contexto clínico específico.

- **Integración en los flujos de trabajo clínicos: La** integración de la IA en las urgencias médicas puede requerir cambios significativos en los flujos de trabajo clínicos existentes. Puede resultar complicado adoptar nuevas tecnologías y garantizar que funcionen a la perfección con los sistemas sanitarios existentes.

- **Seguridad de los datos:** El uso de la IA en las emergencias médicas implica la recopilación, el almacenamiento y el procesamiento de grandes cantidades de datos sensibles de los pacientes. Es esencial garantizar que estos datos estén seguros y protegidos contra las violaciones de la privacidad y los ciberataques.

- **Formación y habilidades:** Los profesionales sanitarios deben recibir una formación adecuada sobre el uso de la IA y la interpretación de los resultados. Una formación adecuada es esencial para garantizar el uso apropiado de la IA en las emergencias médicas.

- **Ética y responsabilidad:** la IA plantea cuestiones éticas, sobre todo en lo que respecta a la toma de decisiones autónoma y a la responsabilidad en caso

161

de error. Es esencial garantizar que las decisiones tomadas por la IA sean transparentes, comprensibles y justas.

- **Coste y accesibilidad:** Integrar la IA en las urgencias médicas puede representar una inversión financiera significativa. Es importante garantizar que estas tecnologías sean asequibles y accesibles para todos los centros sanitarios, incluidos aquellos con recursos limitados.

En conclusión, el uso de la IA en las emergencias médicas ofrece muchas oportunidades para mejorar la atención al paciente y optimizar el uso de los recursos médicos. Sin embargo, es esencial abordar los retos y tener en cuenta las limitaciones de esta tecnología para garantizar una aplicación responsable y segura. La IA debe utilizarse como herramienta complementaria para apoyar a los profesionales sanitarios y mejorar las decisiones clínicas, pero nunca debe sustituir al juicio clínico y a la experiencia médica humana.

Perspectivas de futuro : La evolución de las urgencias médicas gracias a la IA

Las perspectivas de uso futuro de la inteligencia artificial (IA) en las emergencias médicas son muy prometedoras. La IA sigue avanzando rápidamente y su integración en la atención de urgencias está llamada a transformar radicalmente la forma en que gestionamos y respondemos a las emergencias médicas. He aquí algunas de las principales perspectivas de futuro de la IA en las emergencias médicas:

- **Mejora de la detección precoz**: la IA seguirá desempeñando un papel clave en la detección precoz de las emergencias médicas mediante el análisis de los datos de los pacientes en tiempo real, la identificación de señales de alerta temprana y la alerta rápida a los profesionales sanitarios. Esto permitirá una intervención más rápida y eficaz para salvar vidas.

- **Atención personalizada:** La IA evolucionará para ofrecer recomendaciones y tratamientos personalizados basados en las características individuales de cada paciente. Mediante el uso del aprendizaje automático y los datos genéticos, la IA podrá predecir la respuesta de los pacientes a determinados tratamientos y adaptar los protocolos en consecuencia.

- **Integración total de los datos médicos:** la IA facilitará la integración total de los datos médicos procedentes de diversas fuentes, como los historiales médicos electrónicos, los dispositivos médicos, los sensores vestibles y los datos genómicos. Esto permitirá una visión más holística de la salud del paciente y una mejor toma de decisiones clínicas.

- **Refuerzo de la formación médica:** la IA seguirá utilizándose para la simulación y la formación médica, lo que permitirá a los profesionales sanitarios entrenarse en escenarios de emergencia realistas y sin riesgos. Esto mejorará su capacidad de respuesta y su preparación cuando se enfrenten a emergencias de la vida real.

- **Telemedicina y asistencia a distancia:** La IA permitirá una expansión de la telemedicina en situaciones de emergencia, proporcionando asistencia a los profesionales sanitarios en zonas remotas o desatendidas. Los sistemas de IA podrán ayudar a diagnosticar y gestionar emergencias médicas a distancia.

- **Prevención de emergencias:** Al analizar los datos sanitarios en tiempo real, la IA podrá ayudar a prevenir emergencias médicas identificando los factores de riesgo en los pacientes y tomando las medidas preventivas adecuadas.

- **Integración de robots en los servicios de urgencias: Los** robots enfermeros inteligentes y los dispositivos autónomos pueden integrarse en los servicios de urgencias médicas para proporcionar asistencia adicional a los equipos médicos y ayudar a gestionar a los pacientes.

- **Evolución de los protocolos de urgencias:** la IA seguirá evolucionando para mejorar la eficacia de los protocolos de urgencias, optimizando el triaje, la gestión de recursos y las decisiones clínicas.

Sin embargo, es importante señalar que la introducción de la IA en las urgencias médicas debe ir acompañada de consideraciones éticas, reglamentos adecuados y garantías de seguridad para los pacientes. El uso responsable y ético de la IA es esencial para maximizar sus beneficios y minimizar los riesgos potenciales.

En conclusión, la IA ofrece un enorme potencial para mejorar las emergencias médicas, permitiendo una detección precoz, una toma de decisiones informada y una gestión eficaz de los recursos. Su integración progresiva en la atención de urgencias promete mejorar los resultados clínicos, salvar vidas y transformar la forma en que respondemos a las emergencias médicas.

La IA en la investigación médica: descubrimientos revolucionarios y nuevos horizontes

Introducción a la IA en la investigación médica

La introducción de la inteligencia artificial (IA) en la investigación médica ha abierto nuevas perspectivas y ha transformado significativamente la forma en que los científicos abordan el descubrimiento de nuevos conocimientos en medicina. La IA ofrece potentes herramientas para analizar, interpretar y extraer conclusiones de grandes conjuntos de datos médicos, acelerando el proceso de investigación y allanando el camino para nuevos avances médicos. He aquí una introducción a los principales aspectos de la IA en la investigación médica:

- **Aprendizaje automático y análisis de datos: El aprendizaje automático** es una rama de la IA que permite a los ordenadores aprender de los datos sin ser programados explícitamente. En la investigación médica, el aprendizaje automático puede utilizarse para analizar grandes cantidades de datos médicos, como imágenes médicas, secuencias genómicas o historiales médicos electrónicos, para identificar patrones y relaciones ocultos. Esto acelera el análisis de los datos e identifica nuevas asociaciones entre factores biológicos y enfermedades.

- **Descubrimiento de biomarcadores:** la IA permite a los investigadores descubrir nuevos biomarcadores, es decir, indicadores biológicos específicos que pueden utilizarse para diagnosticar, predecir o controlar el curso de una enfermedad. Mediante el análisis de grandes conjuntos de datos de pacientes, la IA puede identificar biomarcadores relevantes que pueden mejorar la precisión del diagnóstico y el pronóstico.

- **Diagnóstico y predicción de enfermedades: La IA** puede utilizarse para desarrollar modelos predictivos capaces de diagnosticar y predecir enfermedades. Mediante algoritmos de aprendizaje automático, la IA puede analizar los síntomas, el historial médico y los factores de riesgo de los pacientes para ofrecer diagnósticos más rápidos y precisos.

- **Desarrollo de fármacos:** La IA puede acelerar el proceso de desarrollo de fármacos identificando posibles dianas terapéuticas y prediciendo la eficacia de los medicamentos a partir de datos genómicos y farmacológicos. Esto optimiza el diseño de fármacos y reduce los costes de investigación.

- **Medicina de** precisión: **la IA** desempeña un papel clave en la medicina de precisión al permitir adaptar los tratamientos a las características individuales de cada paciente. Analizando los perfiles genéticos, los datos médicos y las respuestas al tratamiento, la IA puede recomendar terapias más específicas y eficaces.

- **Investigación en imágenes médicas:** la IA se utiliza ampliamente en el análisis de imágenes médicas, como radiografías, resonancias magnéticas y escáneres. Los algoritmos de aprendizaje automático pueden ayudar a detectar e identificar automáticamente anomalías, lo que permite a radiólogos y médicos tomar decisiones más rápidas y precisas.

- **Gestión de ensayos clínicos:** la IA puede utilizarse para optimizar el diseño y la gestión de los ensayos clínicos, mediante la identificación de las poblaciones de pacientes adecuadas para los ensayos, la supervisión de la seguridad de los fármacos y el análisis de los resultados de los ensayos.

En resumen, la IA ofrece grandes posibilidades en el campo de la investigación médica al acelerar los procesos de análisis, descubrimiento y toma de decisiones. Está contribuyendo al avance de la medicina al allanar el camino para nuevos descubrimientos, diagnósticos más precisos y tratamientos más eficaces. Sin embargo, es importante subrayar que la IA debe utilizarse de forma responsable y ética, teniendo siempre presente que la investigación médica debe guiarse por valores éticos y principios de seguridad del paciente.

Análisis de datos masivos en la investigación médica

El análisis de datos masivos, también conocido como "Big Data", está desempeñando un papel clave en la investigación médica gracias a la integración de la inteligencia artificial (IA) y el aprendizaje automático. Los avances tecnológicos y el acceso a vastos conjuntos de datos médicos han abierto nuevas perspectivas a la investigación médica, permitiendo a los científicos comprender mejor las enfermedades, descubrir nuevos tratamientos y personalizar la asistencia sanitaria. He aquí cómo se está utilizando el análisis masivo de datos en la investigación médica:

- **Descubrir patrones y correlaciones:** El análisis masivo de datos puede identificar patrones y correlaciones ocultos en vastos conjuntos de datos médicos. Los investigadores pueden analizar múltiples variables, como síntomas, factores de riesgo, resultados de pruebas, historial médico y datos genéticos, para encontrar relaciones significativas entre distintos factores y enfermedades.

- **Predicción y prevención de enfermedades:** Mediante el análisis de cantidades masivas de datos, los investigadores pueden desarrollar modelos predictivos que permiten anticipar el riesgo de desarrollar determinadas enfermedades en los individuos. Esto permite adoptar un enfoque preventivo de la salud, identificando a las personas de alto riesgo y ofreciéndoles intervenciones específicas para evitar el desarrollo de enfermedades.

- **Medicina de precisión: El** análisis masivo de datos permite adaptar los tratamientos a las características individuales de cada paciente. Analizando los datos genéticos y los perfiles médicos de los pacientes, los investigadores pueden identificar los tratamientos más adecuados para cada individuo, mejorando así la eficacia de las terapias.

- **Identificación de biomarcadores: El** análisis masivo de datos puede ayudar a identificar nuevos biomarcadores, es decir, indicadores biológicos específicos asociados a determinadas enfermedades. Estos biomarcadores pueden utilizarse para diagnosticar antes las enfermedades, controlar su progresión y evaluar la eficacia de los tratamientos.

- **Investigación en imágenes médicas:** Las imágenes médicas, como escáneres, resonancias magnéticas y radiografías, generan enormes cantidades de datos. El análisis de estas imágenes a gran escala mediante IA puede identificar automáticamente anomalías, facilitar el diagnóstico y mejorar la atención al paciente.

- **Optimización de los ensayos clínicos:** El análisis masivo de datos puede utilizarse para optimizar el diseño y la gestión de los ensayos clínicos. Los investigadores pueden identificar rápidamente las poblaciones de pacientes adecuadas para los ensayos, mejorar la selección de participantes y analizar los resultados con mayor eficacia.

- **Salud pública y epidemiología:** El análisis masivo de datos es esencial para la vigilancia epidemiológica, ya que permite la detección precoz de epidemias, la elaboración de modelos predictivos de enfermedades infecciosas y la aplicación de medidas eficaces de salud pública.

En conclusión, el análisis masivo de datos es un componente esencial de la investigación médica moderna, que permite a los investigadores aprovechar la IA y el aprendizaje automático para extraer información valiosa de vastos conjuntos de datos médicos. Este enfoque revolucionario está contribuyendo al avance de la medicina al permitir una comprensión más profunda de las enfermedades, una atención personalizada y una mejora de los resultados generales de los pacientes. Sin embargo, es importante garantizar que este análisis se lleve a cabo de forma responsable, ética y respetando las normas de confidencialidad de los datos médicos.

Descubrir medicamentos y terapias personalizados

La inteligencia artificial (IA) desempeña un papel cada vez más importante en el descubrimiento de fármacos y el desarrollo de terapias personalizadas. Gracias a su capacidad para analizar datos con rapidez y en profundidad, la IA está acelerando el proceso de investigación y permitiendo un enfoque más específico en el desarrollo de tratamientos. He aquí cómo se está utilizando la IA en el descubrimiento de fármacos y las terapias personalizadas:

- **Cribado virtual de fármacos:** Uno de los usos más prometedores de la IA en el descubrimiento de fármacos es el cribado virtual. La IA puede analizar vastas bases de datos de compuestos químicos para identificar los que tienen más probabilidades de unirse a un objetivo específico, como una proteína implicada en una enfermedad. Este enfoque permite identificar rápidamente los posibles candidatos a nuevos fármacos, reduciendo considerablemente el tiempo y los costes asociados a la búsqueda de nuevas moléculas.

- **Búsqueda de dianas terapéuticas:** la IA puede utilizarse para analizar conjuntos de datos complejos, como datos genómicos o proteómicos, para identificar nuevas dianas terapéuticas. Esto permite comprender mejor los mecanismos subyacentes de las enfermedades e identificar posibles vías biológicas para el desarrollo de tratamientos.

- **Tratamientos personalizados: La IA permite** desarrollar terapias personalizadas analizando las características individuales de los pacientes, como su perfil genético, su historial médico y su respuesta a determinados tratamientos. Utilizando esta información, la IA puede recomendar tratamientos adaptados a cada paciente, mejorando la eficacia de las terapias y reduciendo los efectos secundarios indeseables.

- **Optimización de los ensayos clínicos: la IA** puede utilizarse para optimizar el diseño y la gestión de los ensayos clínicos de nuevos fármacos. Mediante el análisis de los datos de los ensayos clínicos, la IA puede identificar las poblaciones de pacientes con más probabilidades de beneficiarse del tratamiento y mejorar la selección de participantes, acelerando el proceso de desarrollo de fármacos.

- **Detección de nuevos usos para medicamentos existentes:** La IA puede ayudar a identificar nuevos usos para los fármacos existentes mediante el análisis de grandes conjuntos de datos clínicos. Por ejemplo, algunos fármacos pueden tener beneficios inesperados en el tratamiento de enfermedades distintas de aquellas para las que se desarrollaron originalmente.

- **Optimización de las fórmulas de los fármacos:** La IA también puede utilizarse para optimizar las fórmulas de los fármacos, encontrando las dosis más eficaces y las vías de administración adecuadas para cada paciente.

En conclusión, la inteligencia artificial ofrece oportunidades apasionantes en el descubrimiento de fármacos y el desarrollo de terapias personalizadas. Gracias al análisis rápido y en profundidad de los datos, la IA está permitiendo un enfoque más específico y eficaz en el desarrollo de tratamientos para las enfermedades. Sin embargo, es importante subrayar que la IA no sustituye el papel de los científicos e investigadores, sino que actúa como una poderosa herramienta para acelerar el proceso de investigación y abrir nuevas perspectivas en la lucha contra las enfermedades. El uso responsable de la IA, en consonancia con las normas y reglamentos éticos, es esencial para garantizar que sus beneficios se aprovechen plenamente en el campo de la medicina.

Colaboración hombre-máquina en la investigación médica

La colaboración entre humanos y máquinas en la investigación médica, también conocida como "inteligencia aumentada", es un enfoque en el que la inteligencia artificial (IA) y los humanos trabajan juntos para resolver problemas complejos en medicina. Este enfoque aprovecha las distintas ventajas de ambas partes, lo que permite mejorar significativamente la eficacia y la precisión de los procesos de investigación médica. A continuación le explicamos cómo funciona esta colaboración y sus ventajas:

- **Procesamiento masivo de datos:** la IA destaca en el procesamiento de grandes cantidades de datos médicos, pero los humanos son esenciales para interpretar los resultados y tomar decisiones informadas. Al colaborar con la IA, los investigadores pueden aprovechar su capacidad para analizar rápidamente grandes conjuntos de datos y detectar patrones complejos, mientras que ellos pueden aportar su experiencia para interpretar los resultados y situarlos en un contexto médico.
- **Identificar nuevas vías de investigación:** la IA puede utilizarse para identificar nuevas dianas terapéuticas, biomarcadores relevantes y relaciones complejas entre los factores genéticos y medioambientales y la enfermedad. A continuación, los investigadores humanos pueden utilizar esta

172

información para diseñar estudios específicos y seguir investigando en estas áreas prometedoras.

- **Optimización de los ensayos clínicos:** la IA puede ayudar a optimizar los ensayos clínicos identificando las poblaciones de pacientes más adecuadas para los ensayos, diseñando protocolos eficaces y supervisando los resultados. A continuación, los investigadores humanos pueden supervisar los ensayos, tomar decisiones éticas e interpretar los resultados finales.

- **Desarrollo de fármacos y terapias:** La IA puede acelerar el proceso de cribado de fármacos y el descubrimiento de terapias mediante el análisis de vastas bases de datos de compuestos químicos y datos médicos. Los investigadores humanos desempeñan un papel esencial en el diseño y la validación de estos tratamientos, garantizando su seguridad y eficacia.

- **Medicina de precisión: la IA permite** adaptar los tratamientos a las características individuales de cada paciente. Los modelos predictivos de la IA pueden ayudar a identificar los tratamientos más adecuados para cada paciente en función de su perfil genético, su historial médico y su respuesta a determinados tratamientos. A continuación, los profesionales sanitarios pueden afinar estas recomendaciones basándose en su experiencia y criterio clínicos.

- **Detección precoz de enfermedades:** La IA puede ayudar a detectar señales tempranas de ciertas enfermedades, lo que permite un diagnóstico más rápido y una intervención precoz. Los investigadores humanos pueden utilizar esta información para desarrollar programas de detección selectiva y diseñar planes de tratamiento adecuados.

En resumen, la colaboración entre humanos y máquinas en la investigación médica es un enfoque beneficioso para todos que aprovecha los puntos fuertes de cada parte para abordar los complejos retos de la medicina. La IA proporciona potentes herramientas para analizar datos masivos, descubrir nuevos conocimientos y optimizar procesos, mientras que los investigadores humanos aportan su experiencia clínica, su juicio ético y su intuición para transformar estos resultados en avances médicos concretos. Al trabajar codo con codo, la IA y los humanos están abriendo nuevas perspectivas en la investigación médica y en la medicina del mañana. Sin embargo, es crucial asegurar un uso responsable de la IA garantizando la confidencialidad de los datos médicos, cumpliendo las normas éticas y teniendo en cuenta los límites de la IA para garantizar la seguridad y el bienestar de los pacientes.

Forjar un futuro integrado de IA y humanidad en la asistencia sanitaria

Forjar un futuro integrado de inteligencia artificial (IA) y humanidad en la atención sanitaria es esencial para maximizar los beneficios de la tecnología y preservar al mismo tiempo la esencia de la medicina centrada en el ser humano. Esta integración inteligente se basa en la idea de que la IA no debe sustituir a los humanos, sino actuar como un socio poderoso y complementario en la prestación de asistencia sanitaria. He aquí algunos puntos clave para forjar este futuro integrado:

- **La humanidad en el centro de los cuidados:** A pesar de los avances tecnológicos, la compasión, la empatía y la comunicación humana siguen siendo elementos esenciales de la relación entre el cuidador y el paciente. La IA puede aliviar las tareas administrativas y repetitivas, permitiendo a los cuidadores dedicar más tiempo a escuchar a los pacientes, entablar relaciones y proporcionar cuidados compasivos.

- **Formación y educación:** Es esencial integrar la IA en los programas de formación de los profesionales sanitarios. Es necesario formar a los futuros cuidadores para que trabajen con fluidez con los sistemas de IA, interpreten los resultados, tomen decisiones con conocimiento de causa y mantengan un fuerte sentido de la ética en el uso de la tecnología.

- **Colaboración entre la IA y los cuidadores:** Los cuidadores deben participar en el desarrollo y la aplicación de las soluciones de IA para la atención sanitaria. Sus conocimientos y perspectivas son esenciales para garantizar que la tecnología satisfaga las necesidades reales de los pacientes y del personal médico.

- **Ética y privacidad de los datos:** Un marco ético sólido es esencial para guiar el uso de la IA en la atención sanitaria. Proteger la privacidad de los pacientes y garantizar la seguridad de los datos médicos es primordial, al tiempo que se asegura que las decisiones basadas en la IA sean transparentes, explicables y justas.

- **Atención personalizada:** la IA puede permitir un enfoque más personalizado de la atención mediante el análisis de los datos individuales de cada paciente. Sin embargo, es esencial que esta personalización se guíe por los deseos y preferencias de los pacientes, respetando su autonomía y su derecho a tomar decisiones con conocimiento de causa.

- **Acceso equitativo a la atención sanitaria:** la IA puede contribuir a mejorar el acceso a la atención sanitaria eliminando ciertas barreras geográficas y optimizando la gestión de los recursos. Sin embargo, es importante garantizar que estas tecnologías beneficien a todos, incluidas las poblaciones desfavorecidas e infrarrepresentadas.

- **Validación y regulación:** Cualquier tecnología de IA utilizada en medicina debe ser rigurosamente validada y regulada para garantizar su eficacia y seguridad. Los organismos reguladores desempeñan un papel crucial a la hora de establecer normas de alta calidad para el uso de la IA en la atención sanitaria.

Combinando la experiencia humana con el poder de la IA, es posible crear un sistema sanitario más eficaz, preciso y centrado en el paciente. Los cuidadores pueden utilizar la IA para apuntalar sus habilidades clínicas, acelerar el diagnóstico y el tratamiento y ofrecer una atención más personalizada e informada. La IA también puede permitir una mejor gestión de los recursos y un uso más eficiente de los datos médicos, allanando el camino para una medicina más predictiva y preventiva.

Sin embargo, es importante reconocer que la IA no es una solución milagrosa y debe utilizarse con cuidado. Pueden producirse errores y los humanos deben desempeñar siempre un papel de supervisión y validación. El futuro de la asistencia sanitaria posibilitada por la IA reside en el uso responsable, ético y reflexivo de la tecnología, teniendo siempre presente que el objetivo último es mejorar la salud y el bienestar de los pacientes preservando al mismo tiempo la esencia de la relación cuidador-paciente.

Del análisis de síntomas a la prescripción: cómo la IA está reinventando la primera línea asistencial

La evolución de la primera línea de la asistencia sanitaria

La evolución de la atención primaria está estrechamente ligada a los avances tecnológicos, la innovación médica y las necesidades cambiantes de los pacientes. La atención primaria es el punto de entrada al sistema sanitario para los pacientes, donde suelen encontrarse con profesionales sanitarios como médicos de cabecera, enfermeras, farmacéuticos y otros profesionales sanitarios de primera línea. He aquí algunos aspectos clave de la evolución de la atención primaria:

- **Tecnología y telemedicina:** Los avances tecnológicos, como la inteligencia artificial y las aplicaciones sanitarias para móviles, han hecho posible una asistencia sanitaria más eficaz y accesible. La telemedicina permite a los pacientes consultar a sus profesionales sanitarios a distancia, lo que resulta especialmente beneficioso para las personas que viven en zonas remotas o con dificultades de movilidad.

- **Diagnósticos rápidos y precisos:** Los avances en las tecnologías de diagnóstico han permitido acelerar y mejorar el proceso de diagnóstico. Las nuevas herramientas de detección, los biomarcadores y las imágenes médicas permiten identificar antes los problemas de salud, lo que conduce a tratamientos más eficaces y mejores resultados.

- **Atención personalizada:** La evolución de la primera línea de la asistencia sanitaria incluye un enfoque más personalizado de la atención, que tenga en cuenta las características únicas de cada paciente. Los avances en genómica y medicina de precisión están permitiendo a los profesionales sanitarios ofrecer tratamientos adaptados a las características genéticas y las preferencias individuales de los pacientes.

- **Prevención y promoción de la salud: La** primera línea de la atención sanitaria se centra cada vez más en la prevención de enfermedades y la promoción de la salud. Los profesionales sanitarios trabajan con los pacientes para que adopten un estilo de vida saludable, detecten los factores de riesgo y prevengan las enfermedades antes de que se agraven.

- **Integración de la atención:** La evolución de la primera línea de la asistencia sanitaria promueve un enfoque integrado y coordinado de la atención. Los profesionales sanitarios trabajan juntos y con otros especialistas para proporcionar una atención integral y holística a los pacientes.

- **Empoderamiento del paciente: Los** pacientes participan cada vez más en su atención médica. Los profesionales sanitarios animan a los pacientes a participar activamente en la toma de decisiones sobre su salud y a desempeñar un papel activo en la gestión de su enfermedad.

- **Colaborar con las nuevas tecnologías:** Los profesionales sanitarios de primera línea reciben cada vez más formación para utilizar las nuevas tecnologías, incluidos los sistemas de IA y las herramientas digitales, con el fin de mejorar su práctica y ofrecer una atención más eficaz.

- **Mejora del acceso a la atención sanitaria:** La evolución de la primera línea de la atención sanitaria pretende mejorar el acceso a la atención para todos los pacientes, haciendo hincapié en la equidad y la cobertura universal.

En resumen, la evolución de la primera línea de la asistencia sanitaria tiene como objetivo proporcionar una atención más eficaz, personalizada, preventiva y accesible a los pacientes. Los avances tecnológicos, la atención personalizada, la prevención de enfermedades y la participación de los pacientes son factores que contribuyen a esta evolución positiva. Manteniéndose a la vanguardia de la innovación médica y adoptando un enfoque centrado en el paciente, la primera línea de la asistencia sanitaria seguirá desempeñando un papel crucial en la mejora de la salud de las personas y las comunidades.

IA para el análisis de síntomas

El uso de la inteligencia artificial (IA) para analizar los síntomas es uno de los avances más prometedores en la atención sanitaria. La IA puede desempeñar un papel vital en la evaluación rápida y precisa de los síntomas, permitiendo a los profesionales sanitarios realizar diagnósticos más precoces y ofrecer tratamientos adaptados a las necesidades individuales de cada paciente. He aquí cómo se está utilizando la IA para el análisis de síntomas:

- **Análisis masivo de datos: la IA** es capaz de analizar enormes cantidades de datos médicos procedentes de diversas fuentes, como historias clínicas electrónicas, publicaciones médicas, estudios clínicos e incluso datos genómicos. Esto permite a los sistemas de IA identificar correlaciones y patrones que a los humanos les resultaría difícil detectar por sí solos.

- **Aprendizaje automático: la IA** utiliza algoritmos de aprendizaje automático para aprender de los datos y mejorar continuamente su rendimiento. A medida que la IA recibe más datos, se vuelve más precisa en su análisis de síntomas y diagnósticos.

- **Predicción diagnóstica:** Mediante el análisis de los síntomas, el historial médico y otros datos relevantes, la IA puede proporcionar evaluaciones diagnósticas probables. Esto ayuda a los profesionales sanitarios a establecer planes de tratamiento más rápidamente y de forma más específica.

- **Detección precoz de enfermedades:** La IA puede ayudar a detectar síntomas sutiles que podrían indicar el desarrollo de una enfermedad, incluso antes de que aparezcan síntomas evidentes. Esto allana el camino a intervenciones preventivas más tempranas para mejorar los resultados sanitarios.

- **Apoyo a la toma de decisiones clínicas:** la IA puede ayudar a los profesionales sanitarios proporcionándoles información adicional sobre los síntomas y sugiriéndoles opciones de tratamiento basadas en las mejores prácticas médicas actuales.

- **Triaje de urgencias:** En las urgencias médicas, la IA puede ayudar a triar a los pacientes según la gravedad de sus síntomas, ayudando a priorizar los casos más críticos y a reducir los tiempos de espera.

- **Monitorización y gestión de enfermedades crónicas:** la IA puede monitorizar continuamente los síntomas de los pacientes con enfermedades crónicas y alertar a los profesionales sanitarios de cambios significativos, lo que permite una gestión proactiva de la enfermedad.

- **Mejora de la investigación médica:** la IA puede utilizarse para analizar datos clínicos y genómicos a gran escala con el fin de identificar nuevos vínculos entre síntomas, enfermedades y respuestas a los tratamientos. Esto allana el camino para nuevos descubrimientos médicos y una medicina más personalizada.

Es importante señalar que la IA para el análisis de síntomas está diseñada para complementar el juicio clínico de los profesionales sanitarios, no para sustituirlo. Los sistemas de IA son herramientas potentes, pero deben utilizarse de forma responsable y ética para garantizar unos resultados óptimos y la seguridad de los pacientes. En combinación con la experiencia humana, la IA puede revolucionar la forma en que se evalúan, diagnostican y tratan los síntomas, dando lugar a una asistencia sanitaria más eficaz y personalizada.

Diagnóstico asistido por IA

El diagnóstico asistido por inteligencia artificial (IA) es un enfoque que combina la experiencia clínica de los profesionales sanitarios con el poder de la IA para mejorar la precisión y la rapidez de los diagnósticos médicos. El objetivo es proporcionar una evaluación diagnóstica más precisa utilizando algoritmos de aprendizaje automático para analizar datos médicos y proponer evaluaciones diagnósticas probables.

He aquí cómo funciona el diagnóstico asistido por IA:

- **Recopilación de datos médicos: Los** profesionales sanitarios recopilan datos médicos relevantes, como los síntomas del paciente, su historial médico, los resultados de exámenes médicos, pruebas de laboratorio, imágenes médicas, etc.

- **Integración de los datos en el sistema de IA: Los** datos médicos se integran en el sistema de IA, que utiliza algoritmos de aprendizaje automático para analizar la información y detectar patrones y correlaciones.

- **Analizar los datos y proponer diagnósticos: la IA** analiza los datos utilizando modelos predictivos desarrollados a partir de un gran número de casos médicos similares. A partir de este análisis, la IA propone diagnósticos probables que ayudan a los profesionales sanitarios a orientar sus investigaciones y pesquisas.

- **Toma de decisiones compartida:** Los profesionales sanitarios utilizan las evaluaciones diagnósticas propuestas por la IA como recurso complementario en su proceso de toma de decisiones clínicas. Discuten las opciones diagnósticas con los pacientes y toman decisiones informadas basadas en la experiencia clínica y la información proporcionada por la IA.

- **Mejora continua:** El sistema de IA mejora continuamente a medida que recibe más datos y comentarios de los profesionales sanitarios. Cuanto más se utilice, más podrá la IA perfeccionar sus modelos predictivos y ser más precisa en sus evaluaciones diagnósticas.

El diagnóstico asistido por IA presenta una serie de ventajas importantes:

- **Mayor precisión:** la IA puede ayudar a detectar relaciones sutiles entre los síntomas, el historial médico y los diagnósticos, mejorando la precisión de las evaluaciones diagnósticas.

- **Rapidez:** la IA puede analizar grandes cantidades de datos en muy poco tiempo, lo que permite una evaluación diagnóstica más rápida y eficaz.

- **Acceso a la experiencia:** En determinadas regiones en las que el acceso a los especialistas médicos es limitado, el diagnóstico asistido por IA puede proporcionar a los profesionales sanitarios un acceso rápido a la experiencia y a los conocimientos médicos avanzados.

- **Atención personalizada:** la IA puede ayudar a identificar características individuales únicas en los pacientes, permitiendo una atención médica más personalizada y adaptada a sus necesidades específicas.

Sin embargo, es esencial señalar que el diagnóstico asistido por IA no sustituye la pericia y la experiencia clínica de los profesionales sanitarios. Se trata más bien de una herramienta complementaria diseñada para mejorar la toma de decisiones clínicas y proporcionar evaluaciones diagnósticas probables para apoyar el trabajo de los médicos y otros profesionales sanitarios. El uso responsable y ético de la IA en el diagnóstico es esencial para garantizar una atención de alta calidad y la seguridad del paciente.

Predicción de la progresión de la enfermedad

La predicción de la progresión de una enfermedad es un área de la investigación médica en la que la inteligencia artificial (IA) desempeña un papel crucial. El objetivo es utilizar sofisticados modelos de IA para anticipar la progresión de una enfermedad en un paciente, basándose en sus características individuales, su historial médico y otros factores relevantes. Este enfoque ofrece una serie de ventajas para la gestión de los pacientes y la planificación de la asistencia sanitaria.

Así es como la IA predice la progresión de la enfermedad:

- **Recogida de datos: Los** datos médicos de los pacientes, como los resultados de las pruebas de laboratorio, las imágenes médicas, el historial médico y los síntomas, se recopilan y se utilizan como entrada para los modelos de IA.

- **Modelización predictiva: los** modelos de IA, basados en el aprendizaje automático, se entrenan con un gran conjunto de datos de pacientes para identificar patrones y factores de riesgo asociados a la progresión de la enfermedad. Cuantos más datos recibe el modelo, más precisas se vuelven sus predicciones.

- **Identificación de factores de riesgo:** los modelos de IA identifican factores de riesgo específicos que están relacionados con una progresión más rápida o más lenta de la enfermedad en el paciente. Estos factores pueden incluir biomarcadores específicos, niveles de determinados marcadores biológicos, comportamientos de salud, etc.

- **Predicciones de progresión:** Una vez entrenado el modelo de IA, se utiliza para hacer predicciones sobre la progresión futura de la enfermedad del paciente. Esto puede incluir estimaciones sobre la progresión de los síntomas, las posibles complicaciones y la eficacia prevista del tratamiento.

- **Planificación de los** cuidados : Las predicciones sobre la progresión de la enfermedad ayudan a los profesionales sanitarios a planificar los cuidados de forma proactiva. Pueden desarrollar planes de tratamiento personalizados basados en las predicciones, lo que permite una gestión más eficaz de la enfermedad.

Los ámbitos de aplicación de la predicción de la progresión de las enfermedades son variados e incluyen enfermedades crónicas como la diabetes, las cardiopatías, el cáncer, la enfermedad de Alzheimer y la esclerosis múltiple, entre otras. He aquí algunas ventajas importantes del uso de la IA para predecir la progresión de las enfermedades:

- **Detección precoz de complicaciones:** Predecir la progresión de la enfermedad significa que las posibles complicaciones pueden detectarse antes en los pacientes, lo que facilita la intervención preventiva.

- **Tratamiento personalizado:** Las predicciones de progresión ayudan a adaptar los tratamientos a las características individuales de cada paciente, lo que puede mejorar la eficacia del tratamiento.

- **Gestión de recursos: Las** previsiones de progresión de la enfermedad ayudan a planificar el uso de los recursos sanitarios de forma más eficaz, al identificar a los pacientes que pueden necesitar cuidados más intensivos.

- **Mejor comunicación con los pacientes:** Las predicciones de progresión pueden ayudar a los profesionales sanitarios a comunicarse más eficazmente con los pacientes sobre su enfermedad y las opciones de tratamiento.

- **Avances en la investigación:** El uso de la IA para predecir la progresión de las enfermedades también puede contribuir al avance de la investigación médica al identificar nuevos factores de riesgo y abrir nuevas vías de investigación.

Sin embargo, es importante señalar que la predicción de la progresión de la enfermedad sigue siendo un campo en desarrollo, por lo que deben tenerse en cuenta ciertas limitaciones. Los modelos de IA no son infalibles y pueden verse influidos por sesgos en los datos de entrenamiento. Además, la complejidad de las enfermedades y la interconexión de muchos factores pueden dificultar la predicción de la progresión. Por lo tanto, es esencial utilizar la IA de forma responsable y combinar las predicciones con los conocimientos clínicos para tomar decisiones sanitarias con conocimiento de causa.

Prescripción y seguimiento personalizados

La prescripción y el seguimiento personalizados mediante inteligencia artificial (IA) representan un gran avance en la atención sanitaria. Este enfoque pretende proporcionar tratamientos médicos adaptados a las características individuales de cada paciente, utilizando algoritmos de aprendizaje automático para analizar los datos médicos y generar recomendaciones de tratamiento a medida. A continuación le explicamos cómo funciona la prescripción y el seguimiento personalizados con ayuda de la IA:

- **Recogida de datos médicos: Los** profesionales sanitarios recogen datos médicos detallados de los pacientes, como su historial médico, síntomas, resultados de pruebas de laboratorio, imágenes médicas, perfil genético, estilo de vida y otros factores relevantes.

- **Análisis de datos: Los** datos médicos de los pacientes son analizados por modelos de IA basados en algoritmos de aprendizaje automático. Estos modelos examinan las características individuales de los pacientes y las comparan con grandes conjuntos de datos de pacientes similares para detectar patrones y correlaciones.

- **Recomendaciones de tratamiento:** Basándose en los resultados del análisis, la IA genera recomendaciones de tratamiento personalizadas para el paciente. Estas recomendaciones pueden incluir la elección de fármacos específicos, dosis, duración del tratamiento y terapias complementarias adaptadas a las necesidades únicas del paciente.

- **Monitorización continua:** Una vez prescrito el tratamiento, la IA puede utilizarse para monitorizar continuamente la evolución del paciente. Los datos de seguimiento, como las respuestas al tratamiento, los efectos secundarios, los cambios en los síntomas y otra información, se introducen en el sistema de IA para ajustar las recomendaciones de tratamiento a lo largo del tiempo.

- **Reevaluación y mejora:** A medida que se recogen nuevos datos y progresa el tratamiento del paciente, la IA reevalúa periódicamente las recomendaciones para asegurarse de que siguen adaptándose a las necesidades del paciente. La IA mejora continuamente a medida que recibe más datos y comentarios.

Las ventajas de la prescripción y el seguimiento personalizados gracias a la IA son numerosas:

- **Tratamiento personalizado:** Los tratamientos personalizados responden a las características específicas de cada paciente, aumentando su eficacia y seguridad.

- **Reducción de errores:** la IA puede ayudar a evitar errores de prescripción debidos a interacciones farmacológicas potencialmente peligrosas o a dosis inadecuadas.

- **Gestión de enfermedades crónicas:** para los pacientes que padecen enfermedades crónicas, la IA puede supervisar continuamente su estado de salud y ajustar los tratamientos en función de su evolución.
- **Optimizar los resultados:** los tratamientos personalizados pretenden optimizar los resultados clínicos y mejorar la calidad de vida de los pacientes.

- **Prevención de las recidivas:** Al identificar los factores de riesgo individuales, la IA puede ayudar a prevenir las recidivas de la enfermedad o las complicaciones.

Sin embargo, es importante señalar que la prescripción y el seguimiento personalizados con ayuda de la IA no sustituyen a los conocimientos y la experiencia clínica de los profesionales sanitarios. La IA está diseñada para complementar su criterio y conocimientos, no para sustituirlos. La estrecha colaboración entre los profesionales sanitarios y la IA es esencial para garantizar una atención de alta calidad y tomar decisiones terapéuticas con conocimiento de causa. Por lo tanto, el uso responsable y ético de la IA es esencial para maximizar sus beneficios en la prescripción y el seguimiento personalizados.

Telemedicina y asistencia virtual

La telemedicina y la asistencia virtual son áreas de la atención sanitaria en rápida expansión, posibles gracias a los avances en inteligencia artificial (IA) y tecnología de las comunicaciones. Estos enfoques revolucionarios permiten a los profesionales sanitarios prestar asistencia y asesoramiento médico a distancia, utilizando plataformas virtuales y sofisticados sistemas de IA. He aquí cómo funcionan la telemedicina y la asistencia virtual:

1. Telemedicina :
La telemedicina es la prestación de servicios sanitarios a distancia utilizando tecnologías de comunicación como las videollamadas, la mensajería segura o las aplicaciones móviles. La IA desempeña un papel esencial en la telemedicina al mejorar la comunicación entre los profesionales sanitarios y los pacientes, facilitar el intercambio de datos médicos y proporcionar análisis en tiempo real.

- **Consultas virtuales:** Los pacientes pueden consultar a médicos o especialistas a distancia a través de consultas virtuales mediante plataformas de videoconferencia seguras. La IA puede ayudar a emparejar al paciente con el profesional sanitario adecuado en función de sus síntomas y su historial médico.

189

- **Seguimiento médico a distancia:** Los pacientes que padecen enfermedades crónicas pueden beneficiarse de un seguimiento médico regular sin tener que desplazarse con frecuencia. La IA puede ayudar a controlar continuamente los datos sanitarios de los pacientes y alertar a los profesionales sanitarios de cualquier cambio significativo.

- **Diagnóstico a distancia:** En algunas zonas remotas o desatendidas, la telemedicina puede permitir a los pacientes acceder a servicios de diagnóstico especializados sin salir de su zona geográfica. La IA puede apoyar el diagnóstico a distancia analizando imágenes médicas o proporcionando evaluaciones diagnósticas probables.

2. Asistencia virtual :
Los asistentes virtuales impulsados por IA también están desempeñando un papel importante en la atención sanitaria, al proporcionar asistencia automatizada y personalizada a pacientes y profesionales sanitarios.

- **Respuestas a las preguntas de los pacientes: Los** asistentes virtuales pueden ofrecer respuestas a las preguntas habituales de los pacientes sobre síntomas, medicamentos, procedimientos médicos, etc. Esto permite a los pacientes obtener información de forma rápida y personalizada.

- **Gestión de citas: Los** asistentes virtuales pueden gestionar las citas médicas, enviar recordatorios a los pacientes y facilitar la programación de las visitas médicas.

- **Educación del paciente: Los** asistentes virtuales pueden proporcionar información educativa sobre enfermedades, tratamientos, cambios en el estilo de vida y otros aspectos relacionados con la salud. Esto ayuda a empoderar a los pacientes y a mejorar su comprensión de su propia salud.

- **Análisis de datos médicos:** los asistentes virtuales pueden analizar los datos médicos de los pacientes y ofrecer a los profesionales sanitarios recomendaciones para planes de tratamiento personalizados.

La telemedicina y la asistencia virtual ofrecen muchas ventajas:
- **Accesibilidad:** La telemedicina aumenta el acceso a la asistencia sanitaria, sobre todo en zonas remotas o desatendidas, y para los pacientes con movilidad reducida.

- **Eficacia: Las** consultas virtuales y la asistencia automatizada optimizan el uso del tiempo de los profesionales sanitarios y reducen los tiempos de espera de los pacientes.
- **Reducción de costes:** La telemedicina puede reducir los costes asociados a los desplazamientos de los pacientes y a la infraestructura médica.

- **Asistencia continua:** La asistencia virtual permite un seguimiento continuo de los pacientes y una gestión proactiva de las enfermedades crónicas.

- **Salvar vidas:** En las emergencias médicas, la telemedicina puede proporcionar un acceso rápido a la atención y el asesoramiento médicos, lo que puede salvar vidas.

Sin embargo, es importante reconocer que la telemedicina y la asistencia virtual no pueden sustituir por completo a la asistencia sanitaria tradicional y a la interacción cara a cara con los profesionales sanitarios. Están diseñadas para complementar y mejorar el acceso a la asistencia, preservando al mismo tiempo la importancia de la relación entre el cuidador y el paciente. Por lo tanto, el uso responsable de estas tecnologías y un enfoque equilibrado son esenciales para garantizar una asistencia sanitaria de alta calidad y una experiencia positiva para el paciente.

Beneficios y retos de la IA en la atención de primera línea

La inteligencia artificial (IA) aporta muchos beneficios a la primera línea de la atención sanitaria, que incluye a los profesionales sanitarios que tienen el primer contacto directo con los pacientes. He aquí algunas de las principales ventajas de utilizar la IA en este contexto:

1. Acceso rápido a la información médica: la IA puede proporcionar información médica instantánea a los profesionales sanitarios, permitiéndoles tomar decisiones informadas en tiempo real. Los sistemas de IA pueden acceder a grandes bases de datos y actualizar continuamente los conocimientos médicos.

2. Diagnóstico asistido por IA: la IA puede ayudar a los profesionales sanitarios a realizar diagnósticos más precisos analizando datos médicos complejos, como imágenes médicas, resultados de pruebas e historial médico. Esto puede acelerar el proceso de diagnóstico y mejorar la precisión.

3. Planificación personalizada del tratamiento: Al analizar los datos específicos de cada paciente, la IA puede desarrollar planes de tratamiento personalizados basados en las características individuales de cada paciente, lo que mejora la eficacia de la asistencia.

4. Monitorización remota del paciente: la IA permite la monitorización continua del paciente a distancia, lo que resulta especialmente útil para los pacientes que padecen enfermedades crónicas o están convalecientes. Los sistemas de IA pueden alertar a los profesionales sanitarios de cambios significativos en el estado del paciente, lo que permite una intervención rápida.

5. Optimización del flujo de trabajo: la IA puede automatizar ciertas tareas administrativas y repetitivas, lo que permite a los profesionales sanitarios centrarse más en la atención clínica y reducir su carga de trabajo administrativo.

Sin embargo, el uso de la IA en la asistencia sanitaria de primera línea también presenta algunos retos:

1. Integración en las prácticas existentes: La integración de la IA en los sistemas sanitarios existentes puede ser compleja y requiere una estrecha colaboración entre los profesionales sanitarios y los expertos en tecnología.

2. Sesgo e imparcialidad: los modelos de IA pueden estar sujetos a sesgos, dependiendo de los datos con los que se entrenen. Es esencial garantizar que los modelos sean justos y no favorezcan a determinados grupos de pacientes en detrimento de otros.

3. Confidencialidad y seguridad de los datos: El uso de la IA implica la recopilación y el intercambio de grandes cantidades de datos médicos sensibles. Garantizar la confidencialidad y seguridad de estos datos es crucial para proteger la privacidad de los pacientes.

4. Responsabilidad y rendición de cuentas: Cuando se toman decisiones médicas importantes basadas en las recomendaciones de la IA, es esencial determinar la responsabilidad en caso de errores o resultados adversos.

5. Formación y habilidades: Los profesionales sanitarios deben formarse en el uso de la IA y desarrollar habilidades específicas para aprovechar al máximo estas tecnologías.

En resumen, la IA ofrece muchas oportunidades apasionantes para mejorar la primera línea de la atención sanitaria al permitir diagnósticos más precisos, tratamientos personalizados y un seguimiento continuo de los pacientes. Sin embargo, abordar los retos de la integración, la equidad y la privacidad es esencial para garantizar que la IA se utilice de forma responsable y en beneficio de los pacientes y los profesionales sanitarios. Un enfoque ético y reflexivo es primordial para maximizar los beneficios de la IA al tiempo que se minimizan los riesgos potenciales.

Fortalecer la relación médico-paciente

La integración de la inteligencia artificial (IA) en la práctica médica puede en realidad reforzar la relación médico-paciente en lugar de socavarla. Aunque la IA pueda parecer impersonal, en realidad ofrece muchas ventajas que mejoran la comunicación y la calidad de la atención entre los médicos y sus pacientes. He aquí cómo la IA puede fortalecer la relación médico-paciente:

1. Un tiempo de consulta más eficiente: Al utilizar la IA para clasificar y analizar los datos médicos antes de la consulta, los médicos pueden dedicar más tiempo a interactuar directamente con los pacientes. Esto permite establecer una conexión más profunda y abordar las preocupaciones del paciente con mayor profundidad.

2. Toma de decisiones informada: la IA proporciona a los médicos información relevante y recomendaciones basadas en pruebas, ayudándoles a tomar decisiones más informadas sobre el diagnóstico y los planes de tratamiento. Los pacientes confían más en las decisiones de sus médicos cuando están respaldadas por pruebas y análisis exhaustivos.

3. Tratamientos personalizados: Gracias a la IA, los médicos pueden desarrollar planes de tratamiento personalizados basados en las características únicas de cada paciente. Esto demuestra a los pacientes que se tienen en cuenta sus necesidades individuales, reforzando la relación de confianza con su médico.

4. Seguimiento continuo de los pacientes: La IA permite la monitorización continua a distancia de los pacientes, lo que refuerza la relación médico-paciente al asegurar una gestión proactiva de las enfermedades crónicas y garantizar que los pacientes se sientan respaldados a lo largo de todo su itinerario asistencial.

5. Mejora de la comunicación: El uso de asistentes virtuales o chatbots puede permitir a los pacientes hacer preguntas y obtener información médica en cualquier momento, mejorando la comunicación y el acceso a una atención personalizada.

6. Autonomía del paciente: La IA puede proporcionar a los pacientes información médica y recursos educativos, permitiéndoles comprender mejor su enfermedad y participar activamente en su propio cuidado. Esto empodera a los pacientes y fomenta una relación más colaborativa con su médico.

7. Monitorización a domicilio: la IA puede permitir a los pacientes monitorizar su salud en casa a través de dispositivos conectados y aplicaciones móviles. Los médicos pueden seguir la evolución de los pacientes a distancia, mejorando su seguimiento y su compromiso con la atención.

Sin embargo, es esencial señalar que la IA nunca podrá sustituir por completo la relación humana médico-paciente. El aspecto humano, la empatía y la comunicación cálida siguen siendo insustituibles en la asistencia sanitaria. La IA debe utilizarse de forma responsable y ética para complementar y mejorar la relación médico-paciente, no para sustituirla.

En conclusión, la integración de la IA en la práctica médica puede reforzar la relación médico-paciente mejorando la comunicación, proporcionando información médica fundamentada y permitiendo una atención personalizada. La IA ofrece nuevas oportunidades para mejorar la eficacia de la atención al tiempo que sitúa a los pacientes en el centro del proceso de toma de decisiones, reforzando así la confianza y la colaboración entre los profesionales sanitarios y sus pacientes.

Formación y competencias para los profesionales sanitarios

Con la creciente integración de la inteligencia artificial (IA) en la atención sanitaria, la formación y las habilidades de los profesionales sanitarios se están convirtiendo en esenciales para aprovechar al máximo estas nuevas tecnologías. He aquí algunos aspectos importantes relacionados con la formación de los profesionales sanitarios en el contexto de la IA:

1. Formación técnica: Los profesionales sanitarios necesitan conocimientos técnicos para utilizar eficazmente los sistemas de IA e interpretar correctamente los resultados. Esto incluye aprender a utilizar el software de IA, comprender los algoritmos de aprendizaje automático y ser capaz de interactuar con las herramientas de IA para obtener información relevante sobre el paciente.

2. Formación ética: La formación ética es crucial para garantizar que los profesionales sanitarios utilicen la IA de forma responsable y justa. Deben ser conscientes de los retos éticos asociados al uso de la IA en la asistencia sanitaria, como la privacidad de los datos, el sesgo algorítmico, la responsabilidad por error y la toma de decisiones informada.

3. Adaptabilidad al cambio: La integración de la IA en la asistencia sanitaria representa un cambio importante en la práctica médica. Los profesionales sanitarios deben estar preparados para adaptarse a las nuevas tecnologías y a los métodos de trabajo emergentes.

4. Formación continua: Dada la rápida evolución de la IA y sus aplicaciones en la atención sanitaria, la formación continua es esencial para mantener al día las competencias de los profesionales sanitarios. Esto les permite mantenerse al día de los últimos avances tecnológicos y de las mejores prácticas en el campo de la IA en la asistencia sanitaria.

5. Colaboración interdisciplinar: La IA en la atención sanitaria implica a menudo la colaboración entre profesionales sanitarios y expertos en tecnología. Es importante que los profesionales sanitarios desarrollen habilidades de colaboración interdisciplinar para trabajar eficazmente con los especialistas en IA y crear sinergias entre sus áreas de especialización.

6. Habilidades de comunicación: Incluso con el uso de la IA, la comunicación sigue siendo una parte esencial de la asistencia sanitaria. Los profesionales sanitarios deben ser capaces de comunicarse eficazmente con sus pacientes para establecer una relación de confianza e implicarlos activamente en su atención.

7. Desarrollar habilidades de pensamiento crítico: Los profesionales sanitarios deben ser capaces de comprender los resultados proporcionados por la IA de forma crítica, comprobando su exactitud y teniendo en cuenta los factores contextuales para evitar errores en el diagnóstico o el tratamiento.

La formación de los profesionales sanitarios en el campo de la IA debe comenzar con los estudios básicos de medicina, enfermería y otras disciplinas sanitarias. También pueden crearse programas de formación continua y talleres de desarrollo profesional para los profesionales sanitarios en activo. Las instituciones sanitarias y las organizaciones profesionales tienen un papel crucial que desempeñar a la hora de facilitar la formación y proporcionar recursos educativos para apoyar a los profesionales sanitarios en su transición hacia el uso eficaz y ético de la IA en su práctica clínica.

El futuro de la atención de primera línea gracias a la IA

El futuro de la asistencia sanitaria de primera línea está indiscutiblemente ligado a la inteligencia artificial (IA). Los rápidos avances de la IA ofrecen perspectivas apasionantes para mejorar la asistencia, aumentar la eficacia de las prácticas médicas y reforzar la relación entre los profesionales sanitarios y los pacientes. He aquí cómo la IA podría transformar el futuro de la asistencia sanitaria de primera línea:

1. **Diagnóstico precoz y preciso:** la IA seguirá desempeñando un papel crucial en la mejora del diagnóstico precoz y preciso de las enfermedades. Mediante el análisis avanzado de datos médicos, imágenes y síntomas, los sistemas de IA podrán detectar signos sutiles de enfermedad incluso antes de que los síntomas sean evidentes.

2. **Tratamiento personalizado:** La IA permitirá desarrollar planes de tratamiento personalizados para cada paciente, teniendo en cuenta sus características individuales, sus preferencias y su genética. Los tratamientos podrán adaptarse con precisión para maximizar la eficacia y minimizar los efectos secundarios.

3. **Asistencia virtual para los profesionales sanitarios:** Los asistentes virtuales y los chatbots seguirán apoyando a los profesionales sanitarios respondiendo a las preguntas de los pacientes, proporcionando información médica y gestionando las citas. Esto permitirá a médicos y enfermeras centrarse más en la atención clínica.

4. **Telemedicina generalizada:** La telemedicina se convertirá en una parte integral de la asistencia sanitaria, permitiendo a los pacientes consultar a sus médicos a distancia para realizar consultas, seguimientos médicos y prescripciones, mejorando así el acceso a la asistencia.

5. **Gestión proactiva de las enfermedades crónicas:** los sistemas de IA permitirán a los profesionales sanitarios realizar un seguimiento continuo de los pacientes con enfermedades crónicas y detectar rápidamente cualquier signo de deterioro, lo que permitirá una gestión precoz y proactiva.

6. Colaboración hombre-máquina: la IA trabajará en estrecha colaboración con los profesionales sanitarios para ofrecer recomendaciones e información pertinentes, lo que permitirá a médicos, enfermeras y otros profesionales tomar decisiones con conocimiento de causa y prestar una atención de alta calidad.

7. Cribado preventivo: la IA se utilizará para realizar análisis predictivos que permitan identificar factores de riesgo en los pacientes e identificar a aquellos que podrían beneficiarse de un cribado preventivo de posibles enfermedades.

8. Formación continua **y especialización:** La IA abrirá nuevas oportunidades para la formación continua y la especialización de los profesionales sanitarios. Éstos podrán adquirir habilidades adicionales para utilizar las tecnologías de la IA de forma eficaz en su práctica clínica.

Sin embargo, es importante señalar que, a pesar de los numerosos avances de la IA, la dimensión humana seguirá siendo crucial en la asistencia sanitaria. Los pacientes necesitan compasión, empatía y una relación de confianza con sus profesionales sanitarios. La IA debe utilizarse de forma responsable para complementar y mejorar la asistencia sanitaria, manteniendo el bienestar del paciente en el centro de atención.

En resumen, el futuro de la asistencia sanitaria de primera línea estará determinado por la integración de la IA, que permitirá un diagnóstico y un tratamiento más precisos, una mejor gestión de las enfermedades crónicas y una mejora general de la eficacia de la asistencia. Para aprovechar plenamente los beneficios de la IA, es esencial formar y preparar a los profesionales sanitarios para que utilicen esta tecnología de forma responsable y ética, manteniendo al mismo tiempo la importancia de la relación médico-paciente y el aspecto humano de la asistencia sanitaria.

IA en cuidados paliativos: confort tecnológico y apoyo humano

Introducción a los cuidados paliativos y la IA

Los cuidados paliativos son un enfoque integral de la asistencia sanitaria que pretende mejorar la calidad de vida de los pacientes con enfermedades graves, centrándose en el alivio del dolor, los síntomas y el sufrimiento emocional. La introducción de la inteligencia artificial (IA) en los cuidados paliativos ofrece nuevas oportunidades para mejorar la atención a los pacientes al final de la vida y apoyar a sus familias. He aquí cómo podría integrarse la IA en los cuidados paliativos:

1. **Gestión de los síntomas:** la IA puede utilizarse para controlar en tiempo real los síntomas de los pacientes terminales, como el dolor, las náuseas o la fatiga. Los sensores portátiles y los dispositivos conectados pueden recopilar datos valiosos, ayudando a los profesionales sanitarios a ajustar los tratamientos para un alivio óptimo de los síntomas.

2. **Predicción de las necesidades del paciente:** Mediante el análisis de los datos médicos y del historial del paciente, la IA puede anticipar las futuras necesidades de cuidados paliativos del paciente. Esto permite una planificación proactiva de las intervenciones y una mejor atención al paciente.

3. **Apoyo a la comunicación:** la IA puede proporcionar recursos educativos e información médica a los pacientes y sus familiares, ayudándoles a comprender mejor la enfermedad y las opciones de tratamiento disponibles. Los chatbots o asistentes virtuales también pueden utilizarse

para responder a las preguntas de los pacientes y sus seres queridos, proporcionando un apoyo continuo a lo largo del proceso de cuidados paliativos.

4. Apoyo emocional: El enfermero diplomado puede proporcionar apoyo emocional a los pacientes y sus familias ofreciéndoles recursos de ayuda psicológica, técnicas de gestión del estrés y servicios de asesoramiento adaptados a sus necesidades específicas.

5. Planificación de directivas médicas anticipadas: la IA puede ayudar a los pacientes a desarrollar directivas médicas anticipadas basadas en sus valores y preferencias. Esto garantiza que los pacientes reciban una atención acorde con sus deseos, incluso cuando su capacidad para tomar decisiones esté mermada.

6. Optimizar el uso de los recursos: la IA puede ayudar a optimizar el uso de los recursos mediante una asignación eficiente del personal y la coordinación de los servicios de cuidados paliativos para satisfacer las crecientes necesidades de los pacientes al final de la vida.

7. Seguimiento y evaluación de los cuidados: la IA puede utilizarse para evaluar la eficacia de los cuidados paliativos e identificar las áreas susceptibles de mejora. Esto permite optimizar continuamente la práctica clínica y mejorar la calidad de los cuidados.

Sin embargo, es importante señalar que la IA nunca podrá sustituir la dimensión humana de los cuidados paliativos. El papel esencial de los profesionales sanitarios, las enfermeras y el personal de apoyo a la hora de proporcionar una comunicación empática, una escucha activa y un apoyo emocional a los pacientes al final de la vida y a sus familias no puede ser sustituido por la tecnología.

En conclusión, la introducción de la IA en los cuidados paliativos ofrece importantes ventajas para mejorar la atención a los pacientes al final de la vida. La IA puede contribuir a una gestión más eficaz de los síntomas, a una mejor comunicación y al apoyo emocional de los pacientes y sus familias. Sin embargo, es crucial mantener la importancia de la relación humana y la compasión en la prestación de cuidados paliativos, utilizando la IA de forma complementaria para optimizar la calidad de los cuidados y mejorar la experiencia general de los pacientes al final de la vida.

Alivio del dolor y los síntomas

La inteligencia artificial (IA) ofrece oportunidades prometedoras para el alivio del dolor y los síntomas en los entornos sanitarios, incluidos los cuidados paliativos. He aquí cómo la IA puede ayudar a mejorar el alivio del dolor y los síntomas:

1. Seguimiento en tiempo real: La IA puede permitir el seguimiento en tiempo real de los síntomas de los pacientes mediante el uso de sensores portátiles y dispositivos médicos conectados. A continuación, estos datos se analizan para proporcionar información valiosa sobre la evolución del dolor y otros síntomas, lo que permite a los profesionales sanitarios ajustar rápidamente el plan de tratamiento en función de las necesidades del paciente.

2. Detección precoz: la IA puede detectar signos tempranos de dolor o síntomas emergentes que el paciente puede pasar por alto o pasar por alto durante las visitas médicas tradicionales. Esto permite una intervención temprana y proactiva para aliviar las molestias antes de que empeoren.

3. Analgesia personalizada: Gracias a la IA, los profesionales sanitarios pueden diseñar enfoques de tratamiento del dolor personalizados para cada paciente, teniendo en cuenta las características individuales, el historial médico, la respuesta a tratamientos anteriores y otros factores que influyen en la sensibilidad al dolor.

4. Optimización de tratamientos: La IA puede utilizarse para analizar grandes conjuntos de datos clínicos y de investigación con el fin de identificar los tratamientos más eficaces para determinadas afecciones o síntomas. Esto permite tomar decisiones de tratamiento basadas en pruebas y ofrecer a los pacientes las mejores opciones disponibles para aliviar sus síntomas.

5. Predicción de crisis: En el caso de ciertas enfermedades o afecciones crónicas, la IA puede anticipar la aparición de crisis o episodios agudos, como las crisis de dolor en pacientes que padecen ciertas enfermedades crónicas. Esto permite a los profesionales sanitarios estar mejor preparados para reaccionar con rapidez y aliviar el dolor de los pacientes lo antes posible.

6. Gestión de la polifarmacia: La IA puede ayudar a gestionar las interacciones farmacológicas potencialmente peligrosas o a optimizar las dosis de los medicamentos para minimizar los efectos secundarios no deseados, contribuyendo a mejorar la comodidad del paciente al tiempo que se minimizan los riesgos.

7. Intervención no farmacológica: la IA también puede apoyar el uso de intervenciones no farmacológicas, como la musicoterapia, la realidad virtual o la terapia cognitivo-conductual, para aliviar el dolor y los síntomas en algunos pacientes.

Es importante destacar que, aunque la IA puede ofrecer muchas ventajas para el alivio del dolor y los síntomas, nunca debe sustituir la relación entre el profesional sanitario y el paciente. La comunicación empática y la escucha atenta siguen siendo fundamentales para comprender plenamente la experiencia del paciente y adaptar los cuidados en consecuencia.

En resumen, la inteligencia artificial ofrece oportunidades para mejorar el alivio del dolor y los síntomas mediante la monitorización en tiempo real, la detección precoz, la personalización de los tratamientos y la optimización de las intervenciones. El uso juicioso de la IA, combinado con la experiencia y la compasión de los profesionales sanitarios, puede ayudar a mejorar significativamente la calidad de vida de los pacientes, sobre todo en el contexto de los cuidados paliativos y las enfermedades crónicas.

Atención y comunicaciones personalizadas

La inteligencia artificial (IA) está abriendo posibilidades apasionantes para la atención y la comunicación personalizadas en la atención sanitaria. Mediante el análisis de grandes conjuntos de datos, la IA puede proporcionar información valiosa sobre los pacientes y ayudarles a tomar decisiones sanitarias con conocimiento de causa. He aquí cómo puede utilizarse la IA para personalizar la atención y las comunicaciones:

1. Creación de perfiles de pacientes: La IA puede analizar los historiales médicos, los resultados de las pruebas, los hábitos de vida y las preferencias de los pacientes para crear perfiles individuales. Estos perfiles ayudan a los profesionales sanitarios a comprender mejor las necesidades específicas de cada paciente y a adaptar los planes de tratamiento en consecuencia.

2. Recomendaciones de tratamiento personalizadas: Gracias a la IA, los profesionales sanitarios pueden recibir recomendaciones de tratamiento personalizadas basadas en las características específicas de cada paciente. Esto permite diseñar planes de tratamiento más específicos, lo que aumenta las posibilidades de éxito y reduce los efectos secundarios indeseables.

3. Comunicación a medida: la IA puede utilizarse para adaptar la comunicación a las necesidades individuales de cada paciente. Por ejemplo, algunos pacientes pueden preferir recibir recordatorios de citas por SMS, mientras que otros prefieren las llamadas telefónicas o los correos electrónicos. La IA puede identificar los canales de comunicación preferidos por cada paciente, mejorando la eficacia de la comunicación.

4. Seguimiento a distancia: Mediante el uso de sensores conectados y dispositivos vestibles, la IA permite el seguimiento a distancia de los pacientes. Los profesionales sanitarios pueden recibir datos en tiempo real sobre la salud de los pacientes, lo que les permite detectar cambios o posibles problemas con mayor rapidez y prestar la asistencia adecuada en el momento oportuno.

5. Educación y capacitación de los pacientes: La IA puede ayudar a proporcionar información médica personalizada a los pacientes, educándoles sobre su estado de salud específico y las opciones de tratamiento disponibles. Esto permite a los pacientes tomar decisiones informadas sobre su salud y convertirse en socios activos en su cuidado.

6. Prevención selectiva: Mediante el análisis de los factores de riesgo individuales, la IA puede ayudar a identificar a los pacientes con más probabilidades de desarrollar determinadas enfermedades. Esto permite una intervención temprana y selectiva para prevenir o ralentizar la progresión de la enfermedad.

7. Gestión de enfermedades crónicas: la IA puede apoyar la gestión de enfermedades crónicas proporcionando recordatorios personalizados para tomar la medicación, fomentando la adherencia a los regímenes de tratamiento y ofreciendo consejos sobre cambios en el estilo de vida para mejorar la salud a largo plazo.

Aunque la IA ofrece interesantes oportunidades para personalizar la atención y la comunicación, es esencial reconocer que la dimensión humana sigue siendo insustituible en la relación entre los profesionales sanitarios y los pacientes. La IA debe utilizarse de forma complementaria para apoyar y mejorar la atención, haciendo hincapié en un enfoque centrado en el paciente y garantizando que se respeten sus necesidades y preferencias individuales.

En conclusión, la IA ofrece formas innovadoras de personalizar la asistencia sanitaria y las comunicaciones, proporcionando recomendaciones de tratamiento adaptadas a cada paciente, canales de comunicación preferidos y educación a medida. El uso responsable de la IA en la atención sanitaria mejorará la eficacia y la eficiencia de la asistencia, al tiempo que reforzará la relación entre los pacientes y los profesionales sanitarios.

Asistencia para cuidadores y profesionales sanitarios

La inteligencia artificial (IA) ofrece un potencial considerable para proporcionar una valiosa ayuda a los cuidadores y a los profesionales sanitarios en su función de atender a los pacientes. Mediante sofisticados algoritmos y análisis de datos, la IA puede mejorar los procesos asistenciales, ofrecer información relevante y facilitar las tareas administrativas. He aquí cómo puede ayudar la IA:

1. Gestión de historiales médicos: la IA puede utilizarse para organizar y gestionar eficazmente los historiales médicos de los pacientes. Al automatizar ciertas tareas administrativas relacionadas con la documentación, la IA permite a los profesionales sanitarios dedicar más tiempo a interactuar con los pacientes y prestarles atención.

2. Apoyo al diagnóstico: la IA puede ayudar a los profesionales sanitarios en el proceso de diagnóstico analizando los datos médicos de los pacientes, proponiendo hipótesis y proporcionando información sobre las posibles opciones de tratamiento. Esto puede ser especialmente útil en el caso de enfermedades complejas o raras.

3. Predecir los resultados de los tratamientos: Utilizando la IA, los profesionales sanitarios pueden hacer predicciones sobre los resultados probables de los tratamientos propuestos. Esto les ayuda a elegir el mejor enfoque terapéutico para cada paciente, teniendo en cuenta su estado de salud específico y su historial médico.

4. Apoyo a las decisiones clínicas: la IA puede proporcionar recomendaciones y consejos a los profesionales sanitarios cuando se enfrentan a decisiones clínicas complejas. Estas sugerencias pueden basarse en pruebas científicas, protocolos médicos y buenas prácticas.

5. Monitorización remota del paciente: la IA permite la monitorización continua y remota del paciente mediante el uso de sensores y dispositivos conectados. Esto permite a los profesionales sanitarios detectar rápidamente cualquier cambio en el estado de salud de un paciente e intervenir en consecuencia.

6. Apoyo emocional a los cuidadores: Al puede proporcionar apoyo emocional a los cuidadores ofreciéndoles recursos de ayuda psicológica, estrategias para controlar el estrés e información sobre el manejo del paciente.

7. Formación continua: la IA puede utilizarse para ofrecer formación continua a los profesionales sanitarios, proporcionándoles módulos de aprendizaje electrónico adaptados a sus necesidades y especialidad.

8. Optimización de los recursos: la IA puede ayudar a optimizar el uso de los recursos en los centros sanitarios prediciendo la demanda, optimizando las horas de trabajo y facilitando la planificación de los cuidados.

Sin embargo, es importante señalar que la IA no debe sustituir el papel de los profesionales sanitarios y los cuidadores, sino más bien apoyarlos y complementarlos. La relación humana y la compasión siguen siendo esenciales en la asistencia sanitaria, y la IA debe utilizarse de forma ética y responsable para mejorar la asistencia sin comprometer la relación entre cuidadores y pacientes.
En conclusión, la IA ofrece muchas oportunidades para ayudar a los cuidadores y a los profesionales sanitarios facilitando las tareas administrativas, mejorando los procesos asistenciales, proporcionando información relevante y optimizando el uso de los recursos. La integración responsable de la IA en la asistencia sanitaria puede contribuir a mejorar la eficacia y la calidad de los cuidados, al tiempo que alivia la carga de trabajo de los cuidadores.

Límites de la IA en los cuidados paliativos

Aunque la inteligencia artificial (IA) ofrece muchas oportunidades para mejorar los cuidados paliativos, también tiene algunas limitaciones que deben tenerse en cuenta. He aquí algunas de las limitaciones de la IA en este contexto:

1. Complejidad de la atención integral: Los cuidados paliativos suelen implicar un enfoque integral y holístico de la atención al paciente, que incluye no sólo el alivio de los síntomas físicos, sino también el apoyo emocional, social y espiritual. Aunque la IA puede ayudar en el tratamiento de los síntomas, no puede sustituir la dimensión humana y empática del apoyo global que prestan los profesionales sanitarios y los cuidadores.

2. Comprender las necesidades emocionales: La IA puede proporcionar información sobre los síntomas físicos y la progresión de la enfermedad, pero puede tener dificultades para comprender las necesidades emocionales y psicológicas de los pacientes al final de la vida. La comunicación empática y la conexión humana siguen siendo esenciales para satisfacer las necesidades emocionales de los pacientes y sus familias.

3. Toma de decisiones éticas: la IA puede proporcionar recomendaciones de tratamiento basadas en pruebas, pero puede haber situaciones complejas en las que no se puedan tomar decisiones éticas basándose únicamente en los datos. La toma de decisiones éticas en cuidados paliativos requiere una cuidadosa consideración, teniendo en cuenta los valores y preferencias del paciente, lo que queda fuera del alcance de la IA.

4. Confidencialidad y protección de datos: El uso de la IA en los cuidados paliativos implica la recogida y el tratamiento de datos sanitarios sensibles de los pacientes.

Garantizar la confidencialidad y la protección de estos datos es esencial para mantener la confianza entre pacientes, cuidadores y profesionales sanitarios.

5. Coste y accesibilidad: Algunas tecnologías de IA pueden ser caras de implantar y mantener, lo que puede limitar su accesibilidad para algunos entornos o regiones sanitarias menos desarrolladas. Es esencial garantizar que la adopción de la IA en los cuidados paliativos sea equitativa y accesible para todos los pacientes, independientemente de dónde vivan o de sus circunstancias económicas.

6. Dependencia tecnológica: Aunque la IA ofrece importantes ventajas, una dependencia excesiva de la tecnología puede acarrear riesgos, como la deshumanización de los cuidados, la reducción de la toma de decisiones humanas y la pérdida de conexión entre pacientes y cuidadores.

7. Aprendizaje continuo: la IA se basa en el aprendizaje a partir de datos anteriores. Por lo tanto, es esencial garantizar que los modelos de IA se actualicen periódicamente y reflejen los avances médicos actuales y las mejores prácticas.

En conclusión, aunque la IA ofrece oportunidades apasionantes para mejorar los cuidados paliativos, también tiene limitaciones que es importante tener en cuenta. La clave reside en integrar de forma responsable la IA en los cuidados paliativos, haciendo hincapié en la dimensión humana y garantizando que las decisiones asistenciales tengan en cuenta tanto los datos médicos como las necesidades emocionales y éticas de los pacientes y sus familias.

Enfoque integrador: combinar la IA con el apoyo humano

El enfoque integrador consiste en combinar la inteligencia artificial (IA) con el apoyo humano para ofrecer una asistencia sanitaria completa y de alta calidad. En lugar de tratar de sustituir por completo a los profesionales sanitarios por la IA, este enfoque pretende aprovechar los puntos fuertes respectivos de la IA y la experiencia humana para mejorar la atención y la experiencia de los pacientes. He aquí cómo puede aplicarse este enfoque en diferentes facetas de la asistencia sanitaria:

1. Diagnóstico asistido por IA con confirmación humana: La IA puede utilizarse para analizar rápidamente enormes cantidades de datos médicos y proponer hipótesis diagnósticas. A continuación, los profesionales sanitarios pueden examinar estas sugerencias de diagnóstico, teniendo en cuenta su propia experiencia y toda la información del paciente para confirmar o ajustar el diagnóstico.

2. Planes de tratamiento personalizados: La IA puede proporcionar recomendaciones basadas en protocolos médicos y pruebas para el tratamiento de una enfermedad específica. A continuación, los profesionales sanitarios pueden personalizar estas recomendaciones teniendo en cuenta las preferencias, el estado general de salud, los valores y los objetivos del paciente.

3. Monitorización continua del paciente: La IA puede utilizarse para monitorizar a distancia y en tiempo real las constantes vitales y los síntomas de los pacientes. Si se detecta algún cambio preocupante, la IA puede alertar a los profesionales sanitarios para una intervención inmediata y personalizada.

4. Apoyo emocional y comunicación empática: Aunque la IA puede ser útil para proporcionar información y recordatorios, no hay sustituto para el apoyo emocional y la comunicación empática que proporcionan los profesionales sanitarios y los cuidadores. Éstos pueden crear vínculos con los pacientes, comprender sus emociones y responder a sus necesidades psicológicas.

5. Toma de decisiones compartida: La IA puede ayudar a proporcionar información objetiva sobre las opciones de tratamiento y sus probables resultados. Sin embargo, a toma de decisiones final debe ser siempre compartida entre el paciente y el profesional sanitario, teniendo en cuenta los valores y preferencias del paciente.

6. Formación continua para profesionales sanitarios: la IA puede utilizarse como herramienta de formación continua para los profesionales sanitarios, proporcionándoles información actualizada sobre los últimos avances médicos y los nuevos enfoques de tratamiento.

7. Privacidad y ética: El enfoque integrador debe tener en cuenta las cuestiones éticas y la protección de la privacidad del paciente, garantizando que los datos médicos se utilicen de forma responsable y segura.

Integrando la IA de forma ética y responsable en la asistencia sanitaria, podemos mejorar la eficacia y la precisión de los cuidados, manteniendo al mismo tiempo una fuerte conexión humana entre los profesionales sanitarios, los pacientes y sus familias. Este enfoque integrador saca el máximo partido de las tecnologías de IA al tiempo que valora la experiencia y la compasión de los cuidadores, para una asistencia sanitaria más completa, personalizada y centrada en el paciente.

Perspectivas de futuro : La evolución de los cuidados paliativos con la IA

Las perspectivas de futuro de los cuidados paliativos con inteligencia artificial (IA) son prometedoras y están generando un gran interés en el ámbito sanitario. La IA tiene el potencial de transformar significativamente la prestación de cuidados paliativos mejorando la eficacia, la calidad y la accesibilidad de los servicios ofrecidos a los pacientes al final de la vida. He aquí algunas perspectivas clave para la evolución de los cuidados paliativos con la IA:

1. Mejora de la precisión del diagnóstico y la predicción: Al analizar grandes conjuntos de datos médicos, la IA puede ayudar a mejorar la precisión del diagnóstico de enfermedades graves y afecciones al final de la vida. También puede predecir con mayor exactitud la progresión de la enfermedad y las necesidades futuras del paciente, lo que permite una planificación más eficaz de los cuidados.

2. Cuidados personalizados: la IA puede utilizarse para proporcionar unos cuidados paliativos más personalizados teniendo en cuenta las características únicas de cada paciente. Los planes de tratamiento pueden adaptarse según las preferencias, valores y objetivos de cada individuo, mejorando la calidad de vida al final de la vida.

3. Monitorización continua del paciente: La IA permite la monitorización continua de los pacientes al final de la vida, incluso a distancia, mediante el uso de sensores y dispositivos conectados. Esto permite a los profesionales sanitarios detectar rápidamente cualquier cambio en el estado de salud del paciente y proporcionar la intervención adecuada a tiempo.

4. Apoyo emocional y psicológico: la IA puede utilizarse para proporcionar apoyo emocional a los pacientes y sus familias al final de la vida. Los chatbots empáticos y los programas de apoyo virtual pueden ayudar a satisfacer las necesidades emocionales de los pacientes y proporcionar recursos de apoyo psicológico.

5. Educación del paciente y la familia: la IA puede utilizarse para proporcionar información educativa a los pacientes y sus familias sobre los cuidados paliativos, las opciones de tratamiento, las decisiones éticas y la gestión de los síntomas. Esto permite a los pacientes implicarse más en sus cuidados y facilita la toma de decisiones compartida.

6. Integrar los cuidados paliativos **en los sistemas sanitarios:** la IA puede ayudar a integrar aún más los cuidados paliativos en los sistemas sanitarios facilitando el intercambio de información entre los distintos proveedores de cuidados y centros sanitarios. Esto ayuda a garantizar una continuidad más fluida de la atención a los pacientes al final de la vida.

7. Investigación y desarrollo de nuevos tratamientos: La IA puede acelerar la investigación médica en cuidados paliativos analizando rápidamente grandes cantidades de datos e identificando nuevas dianas terapéuticas potenciales. Esto podría dar lugar a importantes avances en el tratamiento de síntomas y enfermedades graves al final de la vida.

Es importante destacar que, a pesar de las perspectivas positivas, la IA nunca debe sustituir a la dimensión humana en los cuidados paliativos. La presencia y el apoyo emocional de los profesionales sanitarios y los cuidadores siguen siendo esenciales para ofrecer un enfoque integral y empático de los cuidados al final de la vida.

En conclusión, la IA ofrece muchas oportunidades para mejorar los cuidados paliativos, al aumentar la precisión diagnóstica, personalizar los tratamientos, ofrecer apoyo emocional y facilitar el acceso a la asistencia. La integración responsable de la IA en los cuidados paliativos puede contribuir a mejorar la calidad de vida de los pacientes al final de la vida y apoyar a sus familias durante este difícil periodo. Sin embargo, es esencial asegurarse de que la IA se utiliza de forma ética y centrada en el paciente, manteniendo siempre la compasión y la empatía en el centro de los cuidados paliativos.

El futuro de la asistencia sanitaria: una visión integrada de la IA y la humanidad

Introducción al futuro de la sanidad

El futuro de la asistencia sanitaria promete estar marcado por avances tecnológicos e innovaciones que transformarán profundamente la forma en que se prestan los servicios sanitarios. Varios factores clave contribuirán a dar forma a este apasionante futuro:

1. Inteligencia Artificial (IA) y Big Data: La IA y el análisis de Big Data desempeñarán un papel clave en la asistencia sanitaria del mañana. La IA puede ayudar a mejorar el diagnóstico, la toma de decisiones clínicas, la gestión de historiales médicos, la predicción de enfermedades y facilitar la investigación médica. Los datos masivos también permitirán comprender mejor las tendencias sanitarias, las epidemias y los patrones de las enfermedades.

2. Telemedicina y salud digital: La telemedicina seguirá desarrollándose, ofreciendo a los pacientes acceso a la atención sanitaria a distancia, superando las barreras geográficas y reduciendo los tiempos de espera. Las aplicaciones sanitarias, los dispositivos vestibles y los sensores conectados desempeñarán un papel cada vez más importante en el seguimiento y la gestión de la salud de las personas.

3. Atención personalizada: Los avances en genómica, medicina de precisión e IA permitirán una atención sanitaria más personalizada y adaptada a las características específicas de cada paciente. Los tratamientos se adaptarán al perfil genético y a las necesidades únicas de cada individuo.

4. Robótica y automatización: La robótica médica seguirá desarrollándose, apoyando a los profesionales sanitarios en las tareas quirúrgicas, la rehabilitación, la atención al paciente y la logística hospitalaria. La automatización contribuirá a aumentar la eficacia de los procesos, reducir los errores y liberar tiempo para una atención de calidad.

5. Medicina regenerativa: La investigación en medicina regenerativa progresará, haciendo posible la regeneración de tejidos y órganos dañados. Esto abrirá posibilidades para tratar ciertas enfermedades crónicas y lesiones graves.

6. Ética y seguridad: A medida que avance la tecnología, la cuestión de la ética y la protección de los datos sanitarios será cada vez más crucial. Será necesario establecer normas éticas estrictas para garantizar la confidencialidad y la seguridad de la información de los pacientes.

7. Colaboración interdisciplinar: El futuro de la asistencia sanitaria requerirá una mayor colaboración entre los profesionales sanitarios, los investigadores, los ingenieros y los expertos en tecnología. Juntos podrán desarrollar soluciones innovadoras a los retos sanitarios.

8. Formación continua: Los profesionales sanitarios necesitarán formación periódica en nuevas tecnologías y prácticas emergentes para mantenerse al día en su campo y ofrecer una atención de calidad.

En resumen, el futuro de la asistencia sanitaria se caracterizará por un enfoque más personalizado, tecnológico y centrado en el paciente. Avances tecnológicos como la IA, la telemedicina y la medicina regenerativa ofrecerán oportunidades para una asistencia sanitaria más eficiente, accesible y centrada en la prevención. Sin embargo, será esencial garantizar que estos avances se utilicen de forma responsable, ética y justa para maximizar los beneficios para la sociedad en su conjunto.

La IA como complemento de los cuidadores

La inteligencia artificial (IA) está llamada a convertirse en un valioso complemento del personal sanitario. En lugar de sustituir por completo a los profesionales sanitarios, la IA puede integrarse estratégicamente para mejorar su eficacia, la toma de decisiones y la prestación de cuidados. He aquí cómo la IA puede actuar como complemento esencial de los cuidadores:

1. Análisis de datos y diagnóstico asistidos por IA: la IA puede procesar rápidamente enormes cantidades de datos médicos, incluidas imágenes médicas, historiales electrónicos y resultados de pruebas. Esta capacidad permite a los profesionales sanitarios acceder a una información más completa y recibir ayuda en el proceso de diagnóstico. La IA puede proporcionar recomendaciones de tratamiento basadas en pruebas, lo que permite a los médicos tomar decisiones más informadas.

2. Monitorización continua del paciente: La IA puede utilizarse para monitorizar a distancia y en tiempo real las constantes vitales y los datos sanitarios de los pacientes. Los cuidadores pueden ser alertados de cualquier cambio preocupante, lo que les permite intervenir rápidamente y evitar complicaciones.

3. Gestión de historiales médicos: la IA puede automatizar la gestión de los historiales médicos, registrando la información relevante, supervisando el tratamiento y facilitando la coordinación entre los distintos proveedores de cuidados. Esto permite a los cuidadores centrarse más en la prestación directa de cuidados.

4. Apoyo a las tareas repetitivas: la IA puede utilizarse para automatizar tareas repetitivas y administrativas, como la programación de citas, la facturación y la gestión de las existencias de medicamentos. Esto permite a los cuidadores ahorrar tiempo y centrarse en tareas más complejas y atractivas.

5. Educación y formación continuas: la IA puede utilizarse como herramienta de educación continua para los cuidadores, proporcionando actualizaciones sobre los últimos avances médicos, protocolos de tratamiento y mejores prácticas. Esto permite a los profesionales sanitarios mantenerse al día de las últimas innovaciones y mejorar continuamente sus habilidades.

6. Apoyo emocional a pacientes y cuidadores La IA puede utilizarse para proporcionar apoyo emocional a pacientes y cuidadores, ofreciendo programas de apoyo virtual, chatbots empáticos y recursos para el control del estrés. Esto puede ayudar a aliviar la carga emocional de los cuidadores y mejorar el bienestar de los pacientes.

7. Investigación médica: La IA puede acelerar la investigación médica analizando grandes conjuntos de datos e identificando nuevas vías de investigación. Esto puede conducir a importantes descubrimientos médicos y a nuevos tratamientos para los pacientes.

Al integrar la IA de forma ética y responsable, los cuidadores pueden aprovechar sus ventajas para mejorar la calidad de la atención, aumentar la eficiencia y mejorar la experiencia general del paciente. Sin embargo, es importante subrayar que la IA no puede sustituir por completo la experiencia humana y la compasión de los cuidadores. La relación de confianza entre pacientes y cuidadores sigue siendo esencial para ofrecer una atención de calidad y centrada en el paciente. La IA debe utilizarse de forma complementaria, ayudando a los cuidadores a hacer mejor su trabajo en lugar de sustituirlos, para garantizar un equilibrio óptimo entre tecnología y humanidad en la asistencia sanitaria.

IA para la gestión de recursos y costes

La inteligencia artificial (IA) ofrece numerosas oportunidades para mejorar la gestión de los recursos y los costes en el sector sanitario. He aquí algunas áreas en las que la IA puede desempeñar un papel clave en esta gestión:

1. Planificación de la plantilla y los recursos: la IA puede utilizarse para analizar los datos de asistencia y las tendencias estacionales en los centros sanitarios, lo que permite una planificación más precisa de la plantilla y los recursos. Esto ayuda a evitar la falta o el exceso de personal, manteniendo al mismo tiempo una calidad óptima de la asistencia.

2. Optimización de horarios: la IA puede optimizar los horarios del personal teniendo en cuenta las competencias específicas de los profesionales sanitarios, su disponibilidad y las necesidades de los pacientes. Esto reduce el tiempo de inactividad y mejora la eficacia operativa.

3. Gestión de camas hospitalarias: la IA puede ayudar a predecir las tasas de ocupación de camas hospitalarias basándose en los ingresos previstos, la duración prevista de la estancia y las necesidades de atención del paciente. Esto conduce a una mejor gestión de las camas y a la reducción de los tiempos de espera.

4. Optimización de procesos: la IA puede analizar los procesos hospitalarios e identificar ineficiencias o cuellos de botella. Optimizando los flujos de trabajo y automatizando determinadas tareas, los centros sanitarios pueden reducir costes y mejorar la calidad de la asistencia.

5. Predecir los costes de los tratamientos: Al analizar los datos médicos de los pacientes y los resultados de los tratamientos, la IA puede ayudar a predecir los costes futuros de los tratamientos para afecciones específicas. Esto permite a los centros sanitarios y a las aseguradoras prever mejor los gastos y gestionar mejor los presupuestos.

6. Detección de fraudes y errores de **facturación:** la IA puede utilizarse para detectar fraudes y errores de facturación en los sistemas sanitarios mediante el análisis de los datos de facturación y la identificación de patrones sospechosos.

7. Gestión de inventarios y suministros: la IA puede predecir la necesidad de medicamentos y suministros médicos basándose en las tendencias de la demanda y los niveles actuales de existencias. Esto permite una gestión más eficaz de las existencias y evita la escasez o los excedentes.

8. Seguimiento de los costes sanitarios de la población: La IA puede realizar un seguimiento de los costes sanitarios de la población a gran escala, identificando los factores que influyen en los costes sanitarios y recomendando estrategias de gestión de las enfermedades crónicas.

Al utilizar la IA para la gestión de recursos y costes, las organizaciones sanitarias pueden mejorar la eficiencia operativa, reducir los costes innecesarios y ofrecer una atención de mayor calidad. Sin embargo, es importante subrayar que la introducción de la IA en la gestión de recursos debe hacerse de forma ética y responsable, teniendo en cuenta las implicaciones sobre la privacidad de los pacientes y garantizando la seguridad y confidencialidad de los datos sanitarios. La IA debe utilizarse como herramienta complementaria para apoyar a los profesionales sanitarios en sus decisiones y acciones, y no como sustituto completo de su experiencia y juicio clínico.

Formación y preparación para la sanidad del mañana

Formar y preparar a los profesionales sanitarios para la sanidad del mañana es esencial para que se adapten a los avances tecnológicos y a los nuevos enfoques de la medicina. He aquí algunos puntos clave relativos a la formación y la preparación para la asistencia sanitaria del mañana:

1. Integración de habilidades tecnológicas y de IA: Los programas de formación sanitaria deberían incluir módulos sobre habilidades tecnológicas, el uso de la IA en la asistencia sanitaria y el análisis de datos médicos. Los futuros profesionales sanitarios deberían recibir formación para utilizar las tecnologías emergentes con el fin de mejorar la atención y la toma de decisiones clínicas.

2. Formación continua y reciclaje: La formación continua es crucial para que los profesionales sanitarios se mantengan al día de los últimos avances médicos y tecnológicos. Deben ofrecerse regularmente oportunidades de reciclaje para desarrollar nuevas habilidades y profundizar en los conocimientos.

3. Formación interdisciplinar: La asistencia sanitaria del mañana implicará una estrecha colaboración entre diferentes disciplinas, incluidos profesionales sanitarios, ingenieros, investigadores y expertos en tecnología. La formación interdisciplinar permitirá a los futuros profesionales sanitarios comprender mejor las diferentes perspectivas y trabajar eficazmente como parte de un equipo.

4. Aprender haciendo: Aprender haciendo, a través de prácticas y rotaciones clínicas, es crucial para que los estudiantes de medicina y otros profesionales sanitarios desarrollen habilidades prácticas y se familiaricen con las nuevas tecnologías médicas.

5. Formación sobre ética y seguridad: Los futuros profesionales sanitarios deben recibir formación sobre la ética del uso de la IA y la tecnología en la asistencia sanitaria. También deberían ser conscientes de las cuestiones relacionadas con la seguridad de los datos y la confidencialidad de los pacientes.

6. Desarrollar habilidades de comunicación y empatía: A medida que la tecnología sigue desempeñando un papel cada vez más importante en la atención sanitaria, es esencial que los profesionales sanitarios desarrollen habilidades de comunicación y empatía para mantener una relación de confianza con los pacientes.

7. Fomentar la innovación y la curiosidad: Los programas de formación deben fomentar la innovación y la curiosidad en los futuros profesionales sanitarios. Esto fomentará un espíritu de exploración y apertura a nuevas ideas y enfoques.

8. Desarrollar líderes de salud digital: Será importante desarrollar líderes de salud digital que puedan dirigir y supervisar la implantación de nuevas tecnologías y soluciones digitales en las instituciones sanitarias.

Si preparamos a los profesionales sanitarios para la asistencia sanitaria del mañana, nos aseguraremos de que estén preparados para afrontar los retos del futuro y aprovechar las oportunidades que ofrecen los avances tecnológicos. La formación continua, la integración de las competencias tecnológicas y un enfoque centrado en la ética y la comunicación serán la clave para crear un personal sanitario cualificado capaz de ofrecer una asistencia de alta calidad y centrada en el paciente en un entorno sanitario en constante cambio.

Seguridad y confidencialidad de los datos en el futuro de la sanidad

La seguridad y la privacidad de los datos desempeñarán un papel crucial en el futuro de la atención sanitaria a medida que los avances tecnológicos, incluida la inteligencia artificial (IA) y el mayor uso de datos médicos, sigan remodelando el sector. He aquí algunos puntos clave a tener en cuenta sobre la seguridad de los datos y la privacidad en el futuro de la sanidad:

1. Protección de los datos de los pacientes : Los datos médicos de los pacientes contienen información sensible sobre su salud y su intimidad. Es esencial establecer medidas de seguridad sólidas para proteger estos datos de accesos no autorizados o robos. Esto incluye el uso de encriptación, autenticación fuerte y cortafuegos para evitar la violación de los datos.

2. Gestión de riesgos de ciberseguridad: A medida que el sector sanitario se digitaliza cada vez más, también lo hacen los riesgos de ciberseguridad. Las organizaciones sanitarias tendrán que invertir en sofisticados sistemas de seguridad informática para protegerse contra los ciberataques, el ransomware y otras amenazas potenciales.

3. Consentimiento informado y control de los datos: Los pacientes deben tener control sobre sus datos médicos y ser informados de cómo se utilizarán dichos datos. Debe obtenerse el consentimiento informado para cualquier uso o intercambio de datos médicos, y los pacientes deben poder retirar su consentimiento en cualquier momento.

4. Integrar la protección de datos desde el diseño: A la hora de desarrollar nuevas tecnologías y aplicaciones sanitarias, la protección de datos debe integrarse desde el diseño (privacidad desde el diseño). Esto significa que las consideraciones de confidencialidad y seguridad deben tenerse en cuenta desde el principio del proceso de desarrollo.

5. Formación del personal sanitario: Los profesionales sanitarios tendrán que recibir formación sobre las prácticas de seguridad de los datos y sobre cómo proteger la información de los pacientes. Será necesaria una formación continua para que el personal conozca las nuevas amenazas y las mejores prácticas en materia de seguridad de datos.

6. Cumplimiento de la normativa sobre protección de datos: Los centros sanitarios tendrán que cumplir las normativas de protección de datos, como el Reglamento General de Protección de Datos (RGPD) en Europa y la Ley de Portabilidad y Responsabilidad de los Seguros Médicos

(HIPAA) en Estados Unidos. Estas normativas establecen normas estrictas para la recopilación, el almacenamiento y el uso de datos médicos.

7. Responsabilidad en caso de violación de datos: En caso de violación de datos, es esencial establecer responsabilidades e informar con prontitud a los pacientes afectados. Las organizaciones sanitarias deberán contar con planes de respuesta a incidentes para gestionar eficazmente las violaciones de datos y minimizar el impacto sobre los pacientes.

Mediante la implantación de sólidas medidas de seguridad y privacidad, la sanidad podrá aprovechar al máximo las ventajas de la IA y las nuevas tecnologías, protegiendo al mismo tiempo los derechos y la privacidad de los pacientes. La confianza de los pacientes en el sistema sanitario es esencial para garantizar el éxito de la adopción y la colaboración, y esto sólo puede lograrse mediante una gestión responsable y ética de los datos sanitarios.

Reflexionar sobre la importancia de la humanidad en la asistencia sanitaria

No se puede subestimar la importancia de la humanidad en la asistencia sanitaria. A pesar de los avances tecnológicos y de la creciente integración de la inteligencia artificial en la asistencia sanitaria, el elemento humano sigue siendo esencial para proporcionar una asistencia de alta calidad centrada en el paciente. He aquí algunas reflexiones sobre la importancia de la humanidad en la asistencia sanitaria:

1. La relación cuidador-paciente : La relación entre el cuidador y el paciente es fundamental para establecer la confianza, la empatía y el apoyo emocional. El contacto humano, la escucha atenta y la compasión desempeñan un papel esencial en la recuperación y el bienestar de los pacientes.

2. Comprender las necesidades individuales: Los profesionales sanitarios pueden proporcionar una atención personalizada evaluando las necesidades únicas de cada paciente. Pueden tener en cuenta los factores sociales, emocionales y ambientales que influyen en la salud de un individuo, lo que no siempre es posible en el caso de la IA.

3. Toma de decisiones éticas: La asistencia sanitaria implica a menudo decisiones complejas, a veces éticas, en las que la IA puede no ser capaz de comprender plenamente los matices y los valores personales de los pacientes. Los profesionales sanitarios aportan su juicio ético y su experiencia para tomar decisiones responsables e informadas.

4. Gestionar las emociones : La experiencia de la atención sanitaria puede ser emocionalmente desafiante para los pacientes y sus familias. Los profesionales sanitarios desempeñan un papel crucial a la hora de proporcionar apoyo emocional, responder a las preocupaciones y empatizar con las emociones de los pacientes.

5. Adaptabilidad y flexibilidad: Los cuidadores humanos son capaces de adaptarse a situaciones inesperadas, reaccionar ante cambios sutiles en el estado del paciente y ser creativos a la hora de responder a necesidades cambiantes. Esta adaptabilidad es una cualidad única que la IA puede tener dificultades para reproducir.

6. Comunicación compleja: La comunicación entre pacientes y cuidadores suele implicar intercambios complejos y llenos de matices. Los profesionales sanitarios están formados para interpretar las señales verbales y no verbales de los pacientes, lo que puede resultar difícil para la IA que se basa principalmente en datos textuales o numéricos.

7. Sensibilidad cultural: La atención sanitaria debe adaptarse a los valores y creencias culturales de los pacientes. Los profesionales sanitarios pueden desarrollar la sensibilidad cultural para prestar una atención respetuosa y adecuada a poblaciones diversas, lo que resulta crucial en un mundo cada vez más diverso.
Aunque la IA y las tecnologías médicas pueden aportar mejoras significativas a la asistencia sanitaria, no pueden sustituir el aspecto humano. La presencia de cuidadores humanos es insustituible para proporcionar apoyo emocional, tomar decisiones complejas, responder a las necesidades individuales y desarrollar una relación de confianza con los pacientes.

En el futuro de la asistencia sanitaria, es esencial mantener un equilibrio entre los avances tecnológicos y la humanidad de los cuidados. La tecnología debe utilizarse como una herramienta complementaria para apoyar a los profesionales sanitarios en su trabajo, en lugar de sustituirlos. Esto garantiza que la asistencia siga estando centrada en el paciente, sea respetuosa y holística, y proporcione una experiencia sanitaria global más satisfactoria para pacientes y cuidadores.

Conclusión: Forjar un futuro integrado para la IA y la humanidad en la asistencia sanitaria

La convergencia de la inteligencia artificial (IA) y la humanidad en la atención sanitaria está abriendo un futuro apasionante y prometedor. A medida que las tecnologías siguen desarrollándose y transformando el panorama médico, es esencial forjar un futuro integrado en el que la IA y la humanidad trabajen en sinergia para ofrecer una asistencia sanitaria óptima y centrada en el paciente. He aquí algunos puntos clave para dar forma a este futuro integrado:

1. Colaboración entre la IA y los cuidadores humanos: En lugar de ver la IA como una amenaza para los cuidadores humanos, es esencial promover una cultura de colaboración y asociación entre ambos. La IA puede complementar las habilidades y la experiencia de los profesionales sanitarios proporcionándoles información y herramientas de apoyo a la toma de decisiones, lo que les permitirá ofrecer una atención más precisa y personalizada.

2. Centrarse en la relación cuidador-paciente: Aunque la IA puede automatizar ciertas tareas, la relación humana sigue estando en el centro de la asistencia sanitaria. Los profesionales sanitarios deben seguir dando gran importancia a la escucha activa, la empatía y la compasión para establecer una relación de confianza con los pacientes. La IA puede liberar tiempo a los cuidadores para que puedan centrarse más en el aspecto relacional de la asistencia.

3. Integración ética y responsable de la IA: A medida que la IA sigue avanzando, es crucial que se integre de forma ética y responsable en la atención sanitaria. Esto incluye proteger la privacidad de los datos, hacer que los algoritmos sean transparentes, evitar los sesgos y garantizar la seguridad de los pacientes. Deben establecerse reglamentos y normas éticas que guíen el uso de la IA en la atención sanitaria.

4. Formación y desarrollo de habilidades: Los profesionales sanitarios deben formarse en las nuevas tecnologías y habilidades de la IA, manteniendo al mismo tiempo una base sólida de conocimientos médicos y habilidades humanas. Los programas de formación deben favorecer un enfoque interdisciplinar y fomentar el aprendizaje continuo para adaptarse a los constantes avances en este campo.

5. Inversión en investigación e innovación: Para dar forma a un futuro integrado de la IA y la humanidad en la atención sanitaria, es esencial una inversión continua en investigación e innovación. Los avances tecnológicos deben estar respaldados por una investigación rigurosa que evalúe su eficacia y su impacto en los resultados de los pacientes.

6. Centrarse en el paciente: En todos los desarrollos y aplicaciones de la IA en la atención sanitaria, el paciente debe seguir siendo el centro de atención. Las tecnologías y las innovaciones deben diseñarse para satisfacer las necesidades de los pacientes, mejorar su calidad de vida y ayudarles a tomar decisiones informadas sobre su salud.

Combinando las capacidades únicas de la IA con las cualidades humanas de los cuidadores, podemos crear un ecosistema sanitario potente y complementario. La IA puede mejorar la eficiencia, la precisión y el acceso a la asistencia, mientras que la humanidad aporta la compasión, la toma de decisiones éticas y la empatía esenciales para ofrecer una asistencia de alta calidad.

En conclusión, el futuro integrado de la IA y la humanidad en la atención sanitaria depende de una colaboración armoniosa entre las tecnologías emergentes y los cuidadores humanos. Si aprovechamos los puntos fuertes de cada campo, podremos transformar positivamente el panorama de la asistencia sanitaria, ofreciendo una atención más eficiente y centrada en el paciente, al tiempo que garantizamos la seguridad y la confidencialidad de los datos médicos. Si mantenemos un enfoque ético, valoramos la relación cuidador-paciente y seguimos promoviendo la innovación, daremos forma a un futuro integrado y sostenible para la asistencia sanitaria.

Conclusión

Resumen de los principales argumentos del libro.

El libro explora el papel emergente de la inteligencia artificial (IA) en la asistencia sanitaria y se centra en la pregunta central: "¿Puede la inteligencia artificial llegar a sustituir al cuidador?" He aquí un resumen de los principales argumentos desarrollados a lo largo del libro:

1. Beneficios de la IA en la sanidad: El libro destaca los numerosos beneficios de la IA en la sanidad, como una mayor precisión en el diagnóstico, una toma de decisiones clínicas más informada, una gestión eficaz de los datos médicos y un mejor seguimiento de los pacientes.

2. La importancia de la inteligencia **emocional y las** habilidades humanas: El libro hace hincapié en la importancia crucial de la inteligencia emocional y las habilidades humanas en la relación cuidador-paciente. Destaca el hecho de que la empatía, la comunicación cálida y la capacidad de proporcionar apoyo emocional siguen siendo esenciales para ofrecer una atención integral y centrada en el paciente.

3. Cohabitación armoniosa entre la IA y el cuidador humano: En lugar de sustituir por completo al cuidador humano, la IA puede utilizarse como herramienta complementaria para mejorar las capacidades y el rendimiento del cuidador. El libro subraya la importancia de una cohabitación armoniosa entre la IA y las capacidades humanas para proporcionar una asistencia sanitaria óptima.

4. La IA como "colega" del cuidador: El libro explora la perspectiva de que la IA actúe como "colega" del cuidador en lugar de sustituirlo. La IA puede liberar tiempo y recursos a los cuidadores, permitiéndoles centrarse en aspectos más complejos y relacionales del cuidado.

5. Retos éticos y responsabilidad: El libro aborda los dilemas éticos asociados al uso de la IA en la atención sanitaria, como la confidencialidad de los datos, la transparencia en la toma de decisiones con IA y la responsabilidad en caso de errores o malas interpretaciones.

6. Integración con éxito de la IA: El libro propone estrategias para la integración con éxito de la IA en las prácticas asistenciales existentes, incluyendo un enfoque en la formación de los profesionales sanitarios, la colaboración entre la IA y los cuidadores humanos, y la validación y transparencia de los modelos de IA.

7. Impacto en la formación sanitaria y evolución de las profesiones: El libro explora el impacto potencial de la IA en la formación sanitaria, destacando la necesidad de una formación basada en la IA y la tecnología, así como el desarrollo de nuevas competencias complementarias.

En resumen, el libro ofrece un análisis en profundidad de las implicaciones de la inteligencia artificial en la atención sanitaria. Destaca los beneficios de la IA al tiempo que subraya la importancia que siguen teniendo la inteligencia emocional y las habilidades humanas en la prestación de una asistencia sanitaria de calidad. Propone enfoques para integrar con éxito la IA en las prácticas sanitarias, al tiempo que aborda las cuestiones éticas y los retos asociados a esta evolución tecnológica. Por último, considera la evolución de las profesiones médicas y la importancia de la formación continua para que los profesionales sanitarios puedan adaptarse a estos cambios.

Respuesta a la pregunta inicial: ¿Reemplazará algún día la IA al cuidador?

La respuesta a la pregunta inicial de si la inteligencia artificial (IA) sustituirá algún día al cuidador es compleja y llena de matices. Hasta la fecha, la IA ha mostrado un potencial prometedor para mejorar la asistencia sanitaria, pero es poco probable que sustituya por completo el papel del cuidador humano.

1. Papel complementario de la IA: La IA puede utilizarse como herramienta complementaria para mejorar las capacidades de los cuidadores humanos. Puede ayudar a realizar tareas repetitivas, analizar enormes cantidades de datos, proporcionar recomendaciones basadas en pruebas y facilitar la toma de decisiones clínicas. Esto permitirá a los cuidadores centrarse más en la interacción con el paciente, el aspecto emocional de los cuidados y las decisiones complejas que requieren intuición humana.

2. Importancia de la inteligencia emocional: La inteligencia emocional y las habilidades humanas son elementos esenciales de la relación cuidador-paciente. Los cuidadores humanos son capaces de sentir empatía, compasión y una profunda comprensión de las necesidades emocionales de los pacientes. Estas cualidades no pueden ser reproducidas por la IA, y ahí reside su valor único a la hora de prestar una asistencia sanitaria de alta calidad.

3. Complejidad de la toma de decisiones clínicas: La toma de decisiones clínicas en situaciones complejas e impredecibles requiere la pericia humana, basada en la experiencia clínica, la intuición y la capacidad de sopesar las consideraciones éticas. La IA puede proporcionar información y recomendaciones, pero la evaluación global del contexto médico y la toma final de decisiones corresponde al cuidador humano.

4. Responsabilidad y confianza: La responsabilidad y la confianza son factores cruciales en la asistencia sanitaria. Los pacientes necesitan poder confiar en que su cuidador tomará decisiones informadas y les apoyará a lo largo de su recorrido asistencial. La IA plantea cuestiones sobre la rendición de cuentas en caso de errores o malas interpretaciones, lo que refuerza la importancia de la presencia humana para asumir la responsabilidad de las decisiones clínicas.

5. Cambio de roles: Es probable que la integración de la IA en la asistencia sanitaria modifique los roles tradicionales de los profesionales sanitarios. Los cuidadores pueden centrarse más en los aspectos relacionales, emocionales y educativos de la asistencia, mientras que la IA apoya ciertas tareas técnicas y administrativas.

En conclusión, aunque la inteligencia artificial desempeña un papel cada vez más importante en la asistencia sanitaria, no sustituirá por completo al cuidador humano. La cohabitación armoniosa de la IA y las habilidades humanas es la clave para ofrecer una asistencia sanitaria superior, combinando el poder de la tecnología con la esencia de la compasión y la humanidad en la asistencia sanitaria. La relación cuidador-paciente sigue estando profundamente arraigada en la inteligencia emocional, la comprensión y el apoyo, lo que garantiza que la IA se convierta en un valioso complemento, pero nunca en un sustituto, del papel esencial del cuidador humano.

Mensaje final sobre la importancia de la innovación responsable y la humanidad en la atención sanitaria.

El mensaje final de este libro destaca la importancia crucial de la innovación responsable y la humanidad en la atención sanitaria. A medida que la inteligencia artificial (IA) y las tecnologías avanzadas abren nuevas y apasionantes perspectivas en la asistencia sanitaria, es esencial tener presentes los principios éticos y preservar la esencia misma de la humanidad en la práctica médica.

1. Responsabilidad ética: A la hora de integrar la IA en la asistencia sanitaria, es esencial centrarse en la responsabilidad ética. Las decisiones sobre los pacientes nunca deben delegarse por completo en la IA, sino guiarse por los valores éticos y los conocimientos médicos de los profesionales sanitarios. Debemos evaluar continuamente el impacto de la IA en los pacientes, la confidencialidad de los datos y la equidad en el acceso a la asistencia.

2. Atención personalizada: Aunque la IA puede ayudar a proporcionar recomendaciones y tratamientos basados en pruebas, es esencial considerar a cada paciente como un individuo único. La humanidad en la asistencia sanitaria consiste en tener en cuenta las preferencias, los valores y las circunstancias personales de cada paciente para desarrollar planes de tratamiento personalizados.

3. Colaboración humana y tecnológica: La innovación responsable en la asistencia sanitaria implica buscar una colaboración armoniosa entre los cuidadores humanos y las tecnologías avanzadas. La IA puede aliviar las tareas repetitivas y administrativas, permitiendo a los cuidadores pasar más tiempo interactuando con los pacientes, empatizando y comunicándose.

4. Fortalecer la relación cuidador-paciente: La IA no debe ser una barrera en la relación cuidador-paciente, sino un catalizador para fortalecer esa relación. La tecnología debe utilizarse para mejorar la atención y la comprensión entre los profesionales sanitarios y los pacientes, creando un entorno de confianza y apoyo.

5. Toma de decisiones informada: Los profesionales sanitarios deben estar informados sobre las capacidades y limitaciones de la IA. Una innovación responsable requiere una educación continua y una formación adecuada de los profesionales sanitarios para ayudarles a interpretar los resultados de la IA, comprender sus implicaciones y tomar decisiones con conocimiento de causa.

6. No perder nunca de vista la humanidad: Aunque los avances tecnológicos avanzan con rapidez, es crucial no perder nunca de vista la humanidad en el corazón de la asistencia sanitaria. Los pacientes necesitan compasión, apoyo emocional y cuidados holísticos, y éstos sólo pueden ser proporcionados por cuidadores humanos con inteligencia emocional y habilidades interpersonales.

En conclusión, la innovación responsable y la humanidad son dos pilares esenciales para el futuro de la asistencia sanitaria. La inteligencia artificial y las tecnologías avanzadas pueden sin duda mejorar la asistencia, pero deben utilizarse de forma ética, responsable y complementaria a las competencias humanas. Debemos seguir situando a los pacientes en el centro de la práctica médica, reconociendo la importancia fundamental de la relación cuidador-paciente y preservando la compasión y la humanidad que hacen de la asistencia sanitaria una profesión tan única y esencial. Abrazando la innovación responsable y preservando la humanidad, podemos dar forma a un futuro en el que la tecnología mejore la asistencia al tiempo que fortalece el precioso vínculo entre los cuidadores y sus pacientes.

www.ingramcontent.com/pod-product-compliance
Lightning Source LLC
Chambersburg PA
CBHW072145290526
45794CB00004B/1420